Hareng salé et sirop de grand thé

Les remèdes d'en premier des Îles-de-la-Madeleine

AUTEURE : STÉPHANIE ARSENEAU BUSSIÈRES

PHOTOGRAPHE : EMMANUELLE ROBERGE
SAUF PAGES 38, 60, 96, 114, 131 ET 139 : ALAIN RICHARD

CONCEPTION GRAPHIQUE : HUGUES-O. BLOUIN

ÉDITEUR : JEAN-HUGUES ROBERT

RÉVISION : JUDITH LANGEVIN

COLLABORATION À LA RÉDACTION : CATHERINE DENAULT

IMPRESSION : MARQUIS IMPRIMEUR INC.

CATALOGAGE AVANT PUBLICATION

Bibliothèque et Archives nationales du Québec et
Bibliothèque et Archives Canada

Arseneau Bussières, Stéphanie, 1977-

     Hareng salé et sirop de grand thé : les remèdes d'en premier des Îles-de-la-Madeleine
Comprend des réf. bibliogr. et un index.
     ISBN 978-2-9811958-3-8

     1. Médecine populaire - Québec (Province) - Formules et recettes. 2. Îles-de-la-
Madeleine (Québec) - Anecdotes. I. Titre.
GR880.A77 2012 615.8'809714   C2012-941292-9

© Les éditions la Morue verte 2012
Dépôt légal – 2e trimestre
Bibliothèque et Archives nationales du Québec, 2012
Bibliothèque nationale du Canada, 2012

LES ÉDITIONS LA MORUE VERTE

585 chemin Gros-Cap, L'Étang-du-Nord
Îles-de-la-Madeleine (Québec) G4T 3M1
Téléphone : (418) 986-1366
www.lamorueverte.ca

DISTRIBUTION : LES GUIDES DE VOYAGE ULYSSE

Téléphone : 1-800-748-9171
www.guidesulysse.com | info@ulysse.ca

STÉPHANIE ARSENEAU BUSSIÈRES
PHOTOGRAPHE : EMMANUELLE ROBERGE

Hareng salé et sirop de grand thé

Les remèdes d'en premier des Îles-de-la-Madeleine

Une réalisation d'Attention FragÎles

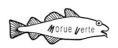

Remerciements

Il est toujours excitant, ce temps où l'on écrit ces quelques lignes de reconnaissance, ce moment empreint de gratitude où on se pose et souligne l'apport de chacune des personnes qui ont rendu possible la réalisation d'un ouvrage.

D'abord, à celle qui a sans le savoir semé les toutes premières graines de ce projet, Claudine Moretti, merci d'avoir partagé avec moi ce souvenir de gomme de sapin qui a inspiré ces pages aujourd'hui publiées. Catherine, merci de l'avoir cueilli, d'y avoir cru, de l'avoir développé et soutenu, mais surtout d'y avoir posé les traces de ta si belle plume. Je t'en suis infiniment reconnaissante. Merci aux Fermières de Lavernière, de Havre-aux-Maisons, de Havre-Aubert et de Bassin, qui nous ont ouvert grand leurs portes et qui ont généreusement partagé leurs recettes d'*en premier*. Au Logis du Bel Âge et au centre d'hébergement Nouveaux Horizons, aux centres de jour de Grande-Entrée et de Cap-aux-Meules, à Manon et à Sophie, merci pour votre accueil. Reynald, merci pour les vieux documents, Marie-Luce, pour les bouts de bouquet blanc.

Chantal Naud, si précieuse ressource historique et linguistique, Benoît Boudreau et Alain Richard, pour les réponses à mes questions fleuries, d'arbres ou de plantes, pour une balade matinale à la recherche de savoyane et pour les vertes photos, merci. Anne-Marie Boudreau, Réjeanne Lapierre et Gabrielle Leblanc, pour vos conseils d'oreilles madeliniennes averties, Fil et Julie, pour les esquisses, Sonia, pour la mélodie, encore merci. Merci à La Poissonnière et à Louis Fournier du Groupe Jean Coutu pour le prêt de produits. Marjolaine, Émilie, Jonas, relecteurs, commentateurs, *supporteurs*, merci.

Et enfin, vous tous chers aînés par qui ce projet a pris son sens, trop nombreux pour qu'on vous nomme ici, nous vous remercions de votre don : de temps, de souvenirs, d'anecdotes et de rires… Merci d'avoir ouvert cette fenêtre sur votre passé, de nous avoir confié votre vision de la santé. Vous nous avez offert une richesse et, par ces pages, nous souhaitons de tout cœur la partager.

Partenaires financiers

Les travaux de recherche qui ont rendu possible la réalisation de cet ouvrage s'inscrivent dans le projet *Gousse d'ail et sirop de plantain, savoir médicinal de nos grands-mères* d'Attention FragÎles. Ce projet a vu le jour grâce à l'appui de partenaires financiers : la Conférence régionale des élus Gaspésie–Îles-de-la-Madeleine, par l'intermédiaire du Fonds de soutien aux initiatives visant l'amélioration des conditions de vie des personnes aînées, la Municipalité des Îles-de-la-Madeleine, par la voie du Pacte rural et de sa Politique culturelle, ainsi que la pharmacie Jean Coutu et le député à l'Assemblée nationale Germain Chevarie, par leurs commandites.

Note

Les mots suivis d'un astérisque sont définis dans le glossaire.

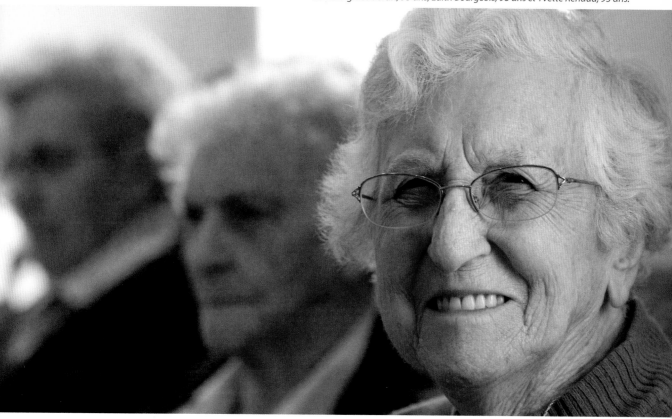

Avant-propos

L'idée de ce projet m'est venue en discutant avec une ancienne collègue et amie, qui racontait avoir été soignée par son mari à l'aide de gomme de sapin pour une blessure qui autrement aurait nécessité des points de suture. Une lointaine parente, m'a-t-elle dit, avait autrefois enseigné les bienfaits de cette résine, avant d'emporter dans sa tombe tout un éventail de remèdes ancestraux. Ces derniers mots créèrent en moi une onde de choc : il fallait inviter nos aînés à partager ces savoirs avant qu'il ne soit trop tard.

C'est ainsi qu'à l'automne 2011, nous avons parcouru les cantons des Îles-de-la-Madeleine à la recherche de remèdes, de pensées et de plantes à cueillir. Sans être un récit historique, cet ouvrage offre des parcelles de notre histoire commune et se situe entre le récit ethnographique, le livre de recettes et le répertoire de plantes et de produits médicinaux. Il n'a d'autre prétention que de partager ce que nous ont apporté quelques mois d'enquête, de lectures et de précieuses rencontres. En toute humilité, nous entrebâillons des fenêtres sur la sagesse d'avant et espérons ainsi contribuer aux réflexions mises en lumière par nos aînés sur la santé, notre santé, individuelle et collective.

Hommage aux aînés

Les pages qui suivent ont été tricotées à partir des récits de 102 femmes et hommes de tous les cantons des Îles-de-la-Madeleine, francophones et anglophones âgés de 57 à 97 ans. Parmi eux, 36 ont été rencontrés à leur domicile et 66, lors d'activités de groupe.

Les rencontrer même un court instant fut un grand privilège. Nous avons découvert de magnifiques personnes, si belles et riches de savoirs, d'expériences, de sens critique, souvent lucides, parfois moqueuses, toutes différentes les unes des autres, uniques. Il y avait celles à qui on pouvait parler tout bonnement dans une compréhension réciproque; celles à la fois confuses et très allumées, récitant les faits dans leurs moindres détails, tout en les situant sur une ligne du temps aux mailles décousues; celles à qui on devait parler si fort qu'il valait mieux se taire et écouter. Nous avons voulu laisser intactes les légères incohérences, les imprécisions, les eaux troubles; ce livre en est donc parsemé, parce qu'elles reflètent la mémoire, leur mémoire, et la nôtre.

Avertissement

La grande majorité des recueils de remèdes anciens se déchargent de toute responsabilité en matière d'efficacité et de possible toxicité des recettes présentées. Nous faisons de même pour tous les remèdes répertoriés. Les connaissances partagées, si intéressantes puissent-elles paraître, parfois floues et faisant tantôt sourire, peuvent aussi être inefficaces, voire nocives. Nous les présentons telle une parcelle de patrimoine, sans jugement aucun.

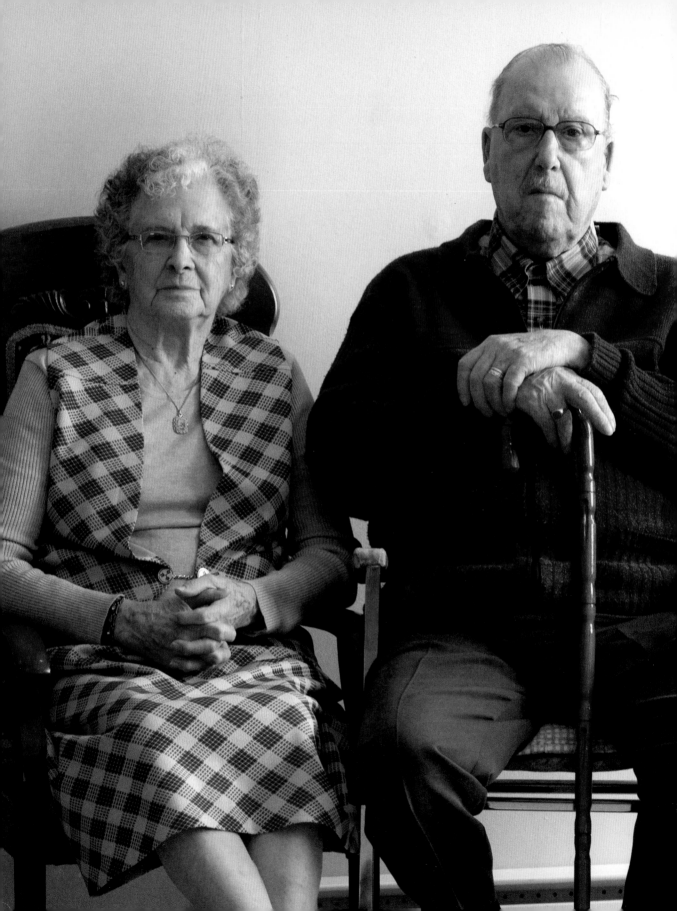

Introduction

Dès la première rencontre vient cette forte impression d'arriver trop tard, de 20 ou 30 ans peut-être, pour capter la trame que nous avions imaginée, pour qu'on nous raconte encore les plantes, les ventouses et les histoires de possession. Puis tranquillement, au fil des histoires, le monde d'avant s'ouvre devant nos yeux : les réflexions partagées sur la chance de vivre aujourd'hui et la pauvreté matérielle d'alors, le peu de recours qu'avaient les gens et leur grande débrouillardise; la douleur et l'endurance obligées d'*en premier**. Un homme préférant la mort au retour en arrière; une femme regrettant ce temps passé.

Les chapitres suivants éclairent ces récits sous différents angles, celui de l'histoire, de la vie et de la mort, de la foi et des croyances, de la nature et d'une transition dans l'univers des soins de santé. Sous forme de liste ou de répertoire, les maux et leurs remèdes sont présentés au dernier chapitre. Mais avant d'y plonger, quelques mots pour nous situer.

Métissage

La lecture d'ouvrages réalisés en Acadie[1] ou de recueils de plantes médicinales publiés dans l'archipel nous avait laissé croire en l'usage répandu des fleurs, racines et herbages; nous pensions alors que les plantes seraient au cœur des témoignages. Puis, d'une rencontre à l'autre, le doute est venu. Nos anciens connaissaient-ils moins les vertus des plantes que leurs cousins acadiens? Ces savoirs avaient-ils déjà disparu ou même existé? Notre travail n'offre pas de réponses nettes à ces questions, mais de nombreuses espèces riches en propriétés médicinales tapissent le sol madelinot sans avoir été utilisées, au dire des aînés.

Néanmoins, la liste des plantes toujours présentes dans les mémoires et les armoires de certains, jumelée à celle des aliments et produits de toutes sortes utilisés pour les soins, témoigne de la diversité des ressources, des logiques, mais aussi de l'intelligence d'une communauté isolée par son insularité. Cette diversité révèle également une petite société en mouvement, en mouvement parce que portée par tant d'individus pensants et cherchant toujours dans l'offre du possible ce qu'il y a de mieux pour eux-mêmes et pour leurs proches. C'est pourquoi il sera question, dans cet ouvrage, de métissage thérapeutique, puisque les Madelinots, pour se soigner, ont pris ce qu'ils jugeaient utile, sans vivre de contradiction entre ce qui pourrait relever du surnaturel, du religieux, du médical ou des remèdes *de vieux.*

Autrefois, les soins étaient prodigués dans les maisonnées. La famille était d'abord appelée au chevet du malade, puis s'il le fallait, on recourait ensuite aux voisins, aux gens de la paroisse, à quelques guérisseurs et gardes-malades et, seulement dans les cas les plus graves, au médecin. Entre cet itinéraire de soins – cette suite de gestes posés pour se soigner – et celui d'aujourd'hui où l'on accourt plus directement vers le médecin (comme en témoigne notre hôpital débordant), il y a un monde. C'est ce monde que nous ont raconté nos aînés, tous issus d'une génération à la croisée des chemins entre la médecine populaire d'*en premier* et celle qui se modernise sans cesse.

Entre deux mondes

« *Ah oui, tu viens parler des vieilles affaires? Hmm, j'pourrai pas t'aider beaucoup, j'sais pas grand-chose.* »

À travers la surprise de me voir apparaître et la joie de raconter les histoires du temps d'avant, il était fréquent que les aînés montrent une certaine gêne et une hésitation à rapporter les pratiques et les remèdes d'antan. Prétextant une pauvre mémoire, ils s'excusaient à l'avance, ne sachant trop ce qu'une jeune femme *avec des études* allait bien pouvoir en penser. Certains apposaient eux-mêmes un filtre scientifico-médical sur leurs vieilles méthodes, les évoquant d'un rire timide, les dénigrant même.

Au cours du siècle dernier, un fossé s'est peu à peu creusé en Occident entre la médecine populaire, domestique, traditionnelle et la médecine dite officielle ou biomédicale. La génération des personnes rencontrées, nées pour la plupart entre 1910 et 1940, a subi et contribué à créer cette division qui s'est manifestée à plusieurs égards. D'abord, la science et les techniques médicales se sont peu à peu dissociées de la religion, des traditions et de la spiritualité pour adopter un principe d'objectivité, où le corps était vu surtout dans sa dimension matérielle. Les croyances et la subjectivité ont été mises de côté[2]. Une distinction plus nette est aussi apparue entre le domaine du *soin* et celui du *traitement*, deux mots qui en anglais diffèrent par une seule lettre : *care* (soin) et *cure* (traitement). L'accompagnement ou le soutien de l'être tout entier est le domaine du *care*, et le traitement biomédical, axé sur la technique et reposant sur la recherche de plus en plus spécialisée, celui du *cure*. Ces mondes se chevauchent encore, mais leur différenciation s'est accrue, si bien que le spécialiste aujourd'hui concentré sur les cellules de l'épiderme est rarement celui qui frottera le dos pour en soulager les tensions.

Les bribes d'histoires recueillies racontent cette transition : le repli partiel de la médecine populaire et l'intégration graduelle de la biomédecine et des remèdes commercialisés. Ce passage est marqué par la recherche de l'efficacité. Un chercheur écrivait à ce propos : « Les lavoirs lavent, les bougies éclairent, et les guérisseurs guérissent probablement dans la même proportion par rapport à la médecine moderne que les lavoirs par rapport aux machines à laver, ou les bougies par rapport à la lumière électrique. »

L'aube d'un retour

Les récits mettent aussi en lumière l'aube d'un retour vers les remèdes d'antan et une plus grande réticence des gens par rapport à l'influence du domaine biomédical sur leurs choix thérapeutiques. Les propos évoquent parfois une perte de confiance légère ou majeure à l'endroit du système de santé : « *Quand t'arrives à 60 ans, si tu t'défends pas, i't'bourrent de médicaments!* […] *Moi j'me suis battue, mais si tu veux pas les prendre, ils vont t'dire : "Reste chez vous!"* »

Les jugements oscillent entre la gratitude à l'égard des bienfaits de la médecine d'aujourd'hui et la nostalgie d'un rapport humain plus intime, la déception devant la dépersonnalisation des soins et même le doute sur l'intégrité de médecins qui seraient liés par leur bourse à l'industrie pharmaceutique : « *Moi j'pense que c'est amanché entre le médecin et l'pharmacien.* »

L'intérêt grandissant pour les recueils de remèdes naturels[3] ou d'antan témoigne que ce retour est vécu par une large portion de la société. Un mouvement non pas vers l'arrière, mais plutôt parallèle, où on ramène à la maison une partie des soins, où on élargit l'éventail des recours avant l'appel au médecin. Parce que tout compte fait, si l'ampoule électrique éclaire avec plus d'intensité et d'efficacité, rien ne vaut le confort, la douceur et l'ambiance intime de la chandelle. Tout dépend du contexte et du besoin ressenti.

Cet ouvrage expose l'éclairage offert par nos aînés sur la santé; bougies, lampes, ampoules et néons compris. Nous vous présentons leurs propos, leurs savoirs et leurs croyances avec le plus grand

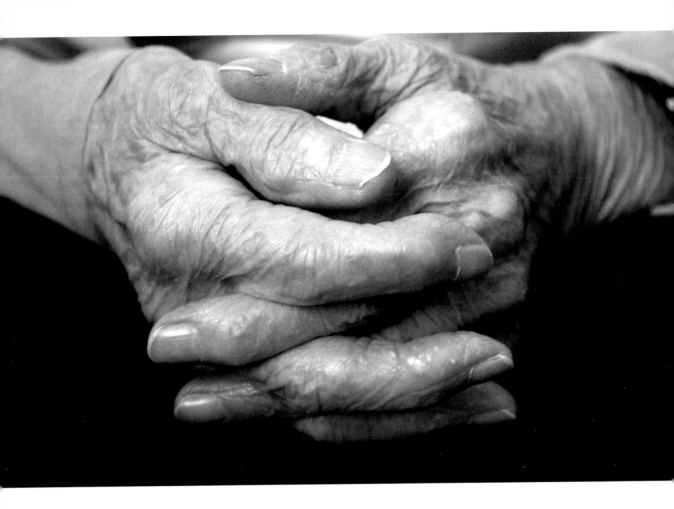

respect. Nous avons consciemment décidé de ne pas classer les remèdes selon qu'ils relèvent de la superstition, du surnaturel, d'une réalité empirique ou d'une vérité scientifique. Il ne nous appartenait pas de trancher, car quand le charme opère, que la verrue disparaît ou que le sang cesse de couler, dans les yeux de la personne qui le vit, il s'agit bel et bien d'une réalité.

. . . .

1   1) Marielle Cormier-Boudreau, *Médecine traditionnelle en Acadie*, Éditions d'Acadie, 1992. 2) Éliane Savoie Wilson, *Chaîne et j'ture*, 1984. 3) Équipe Héritage d'herbages, « *Es-tu bâdré de tes vivres?* » : *médecine traditionnelle en Acadie*, Centre d'études acadiennes, Université de Moncton, 1979, collection Folklore acadien, vol. 1. 4) Gisèle Lamoureux et collaborateurs, *Plantes sauvages printanières : guide d'identification Fleurbec*, Fleurbec éditeur, 1975.

2   Henry Atlan, « L'argument d'efficacité : médecine scientifique contre nostalgie scientifico-mystique », *La pensée scientifique et les parasciences*, Albin Michel, 1993.

3   Danielle Stanton, « La folie des herbes », *L'Actualité*, 1er déc. 2000.

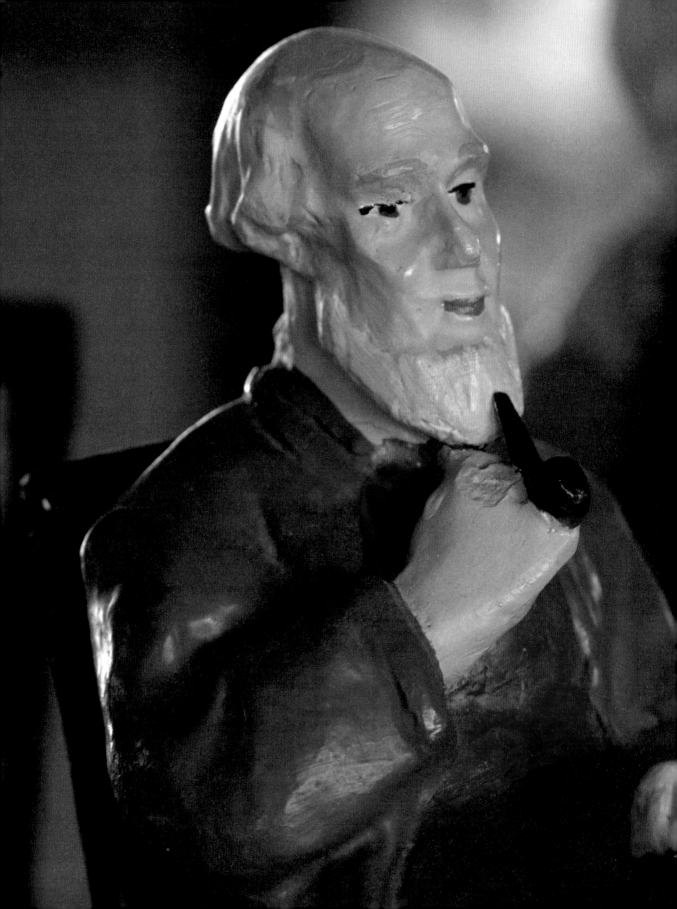

Chapitre 1
Un peu d'histoire

Les Madelinots, qui furent longtemps sans médecins, possédaient une pharmacopée populaire et comptaient dans leurs rangs de nombreuses personnes devenues expertes dans la guérison des maladies courantes. L'automne, les vieillards recueillaient des herbages et des écorces en prévision de l'hiver[1].

Père Anselme Chiasson

Souvenirs d'époque

Dans ses écrits, le père Anselme Chiasson avait recensé de nombreux remèdes dont quelques personnes âgées se souviennent. C'était l'époque des cataplasmes et des décoctions*, et à la maison, celle des jardins. Tous cultivaient le leur en prévision des longs mois d'hiver pendant lesquels le transport était interrompu entre les Îles et la *grand-terre*, le continent. Chacun avait sa vache, ses poules et parfois des cochons ou des moutons. Contrairement à ce qui se passait en Acadie à la même période[2], les Madelinots cultivaient très peu ou pas de plantes médicinales; et celles qu'ils utilisaient poussaient plutôt à l'état sauvage sur les buttes, dans les bois et dans les champs.

Dans les souvenirs des premiers temps, les sages-femmes étaient présentes dans tous les cantons, mais elles furent graduellement remplacées par les médecins et les gardes-malades. La dévalorisation de leur travail avait été amorcée au début du siècle[3] et les Îles n'y ont pas échappé. La majorité des femmes rencontrées ont accouché de leurs premiers enfants à la maison, accompagnées de sages-femmes, et se sont ensuite tournées vers l'hôpital ou le médecin.

Entre 1933 et 1938, l'Unité sanitaire – située à la Pointe-Basse (Havre-aux-Maisons) dans ce qui est aujourd'hui la Maison d'Éva-Anne[4] – offrait des services de santé et d'hygiène à toute la population. Les cas très graves étaient parfois transférés à l'hôpital de Charlottetown, par les vols du service de transport des envois postaux mis en place à la fin des années 1920[5]. L'hôpital

Notre-Dame-de-la-Garde ouvrait quant à lui ses portes en 1939, à Cap-aux-Meules. Avec 99 lits et 29 de plus pour le personnel, on était à des lieues de l'achalandage actuel. Les jeunes infirmières y logeaient, offrant jour et nuit des soins aux patients. Elles quittaient souvent leur emploi au moment de leur mariage ou à l'arrivée de leur premier enfant.

On m'a si souvent répété : « *C'est bien simple, on n'avait rien!* » Les conditions sociales, matérielles et sanitaires étaient fort différentes d'aujourd'hui. C'était le temps où la mort précoce du père pouvait signifier la mise en adoption des jeunes enfants, que les veuves répartissaient dans d'autres familles par nécessité, pour retourner au travail ou qui sait, se remarier. Dans les maisons, les pratiques d'hygiène étaient plus rustiques et la toilette dans la maison était un luxe. « *Le monde était propre, mais c'était pas les chambres de bain d'aujourd'hui. Aller chercher de l'eau dans la dune, marcher comme d'ici la maison là-bas pour aller chercher de l'eau.* » L'alimentation aussi, indéniablement plus locale, était peu diversifiée et plus salée. Plusieurs expliquent les maladies et maux d'antan par cette alimentation viandeuse, grasse et salée :

> « *On mangeait une tranche de pain, dur et sec, on n'avait pas de frigidaire, on n'avait rien. J'en ai mangé pas mal avec du saindoux, d'la graisse.* »

> « *On n'avait pas de congélateur, c'était dehors, dans l'armoire à viande, su'les galeries. Moi c'était attaché sur la maison. Si ça dégelait dans le mois de janvier, i'fallait mettre la viande en canisses.* »

Les médecins

Dans les années 1910 à 1940, les médecins étaient encore rares. Le docteur Solomon, établi depuis 1897, semble avoir couvert à lui seul le territoire entier de l'archipel pendant près de 18 ans. En 1914, le docteur Gallant acceptait de s'installer à Havre-Aubert pour une période de deux ans. Il y demeura jusqu'à sa mort, en 1952[6]. On se souvient encore de lui dans les familles, de La Grave jusqu'à L'Étang-des-Caps. Dès 1919, d'autres médecins vinrent prêter main-forte : les docteurs Cloutier, Guimont et Kirouac. L'est de l'archipel dut attendre jusqu'en 1937 pour accueillir sa première infirmière, et jusqu'en 1939 pour qu'y soit ouvert un dispensaire[7]. Aucun médecin ne s'y est établi.

Plusieurs nous disent que les médecins n'avaient pas beaucoup plus à offrir que les gens ordinaires. Eux aussi « *s'arrangeaient avec les moyens du bord* »! La petite-fille du docteur Gallant se rappelle son enfance, les couvertures et les flanelles disparues de chez ses grands-parents, offertes aux patients si pauvres qu'ils ne pouvaient pas se réchauffer. Quotidiennement, à son retour au foyer, le docteur donnait son linge à sa femme qui le faisait bouillir afin de réduire le risque d'attraper les maladies du jour.

Les gardes-malades ont aussi joué un rôle important pour les familles madeliniennes. À Bassin, à Grande-Entrée et à Havre-aux-Maisons, on se souvient des gardes Hubert, Clothilde et Béatrice, et de Clémentine Cyr, « *la fille à Paul Cyr, qu'on appelait Paulette. On ajoutait des* -ette *aux* Paul ».

Bouche à bouche

Les remèdes avaient jusque-là été transmis de génération en génération. La simplicité dominait et rien n'était établi. Les Madelinots mettaient en pratique ce qui s'était montré efficace dans le passé ou ce qu'un voisin avait essayé avec succès. Personne n'avait l'autorité absolue et chacun était libre de modifier les remèdes selon l'accessibilité des ingrédients. La transmission orale des *médecines* populaires explique sans doute l'imprécision des informations recueillies à propos des recettes; quantités, temps d'infusion, ingrédients, voire type d'applications, variant considérablement d'une personne à l'autre.

> « *Aussitôt que quelqu'un avait mal à l'oreille, on disait : "Ben mets ça ici…" À mesure qu'on en entendait un, on l'essayait. On s'entraidait, tout le monde s'connaissait.* »

Les modes de transmission allaient au-delà du simple passage mère-fille ou parent-enfant. La bulle familiale s'élargissait quand il s'agissait de soigner. « *Y'avait pas d'télévision, mais le monde savait tout c'qui s'passait pareil. Su'l'perron de l'église, à Lavernière, ça parlait.* » L'expérience des voisins, des gens de la paroisse et parfois même de lointaines connaissances était transmise de bouche à oreille, ou de *bouche à bouche*, comme nous le disait une des femmes rencontrées! Parallèlement, la présence de colporteurs de médicaments commerciaux, les *peddlers*, a aussi pu jouer un rôle dans la transmission des remèdes, bien qu'ils aient été ici moins nombreux qu'*en dehors**. Seuls quelques rares aînés y ont fait référence.

Dans certaines familles, on inscrivait les remèdes dans des livres – souvent entre les recettes de galettes ou de pot-en-pot – qu'on souhaitait remettre aux enfants ou aux petits-enfants pour laisser une trace du patrimoine familial. Aux Îles, les Cercles de Fermières jouent un rôle important dans la transmission de ce patrimoine. Le livre de recettes qu'elles ont réalisé en 2004[8] contient quelques sirops pour la toux et autres petits trucs du genre. Quelques historiens ont également fait leur part en matière de préservation du savoir sur les soins de santé, ajoutant des écrits à ce qui jusque-là avait été transmis oralement.

La venue des médicaments dans les petites pharmacies familiales

Au Québec, jusque dans les années 1930, les remèdes domestiques étaient essentiellement fabriqués à partir d'herbes, d'aliments ou d'éléments issus de l'environnement familier de la maisonnée[9]. Comme se le rappelle Mme Jacqueline, la pharmacie du grand-père n'était guère garnie : quelques onguents de zinc, des aspirines, sans plus[10].

L'histoire des médicaments commerciaux est donc relativement récente. La première pharmacie publique à ouvrir ses portes aux Îles fut la Pharmacie Catherine, fondée en 1950 par le docteur Labrie, lui-même au service des Madelinots pendant 44 ans. Les premiers produits commerciaux adoptés par nos aînés furent le pot de Vicks (vendu au Canada depuis 1905[11]), les *p'tites pilules rouges* pour les femmes (dont on ignore la nature, mais que l'on suppose composées de fer), les pilules Dodd's pour les reins (et pour une panoplie d'autres maux, semble-t-il), les pilules Carter pour le foie, le Liniment Minard ou graisse blanche, l'iode, le mercurochrome, le peroxyde et l'alcool à friction. Même les sirops maison ont dû partager leur espace sur les tablettes des pharmacies familiales avec des homologues commerciaux : les sirops Lambert, Buckley et Fortin. « *Le sirop Lambert, ça runnait pas mal dans c'temps-là!* » Sœur Marguerite chante gaiement le thème d'une publicité radiodiffusée dans sa jeunesse :

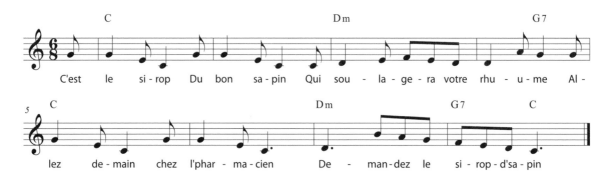

Plus tard, à partir de la fin des années 1940, les antibiotiques révolutionnèrent le traitement des maladies infectieuses[12], puis apparurent les premiers vaccins, les médicaments pour la pression et le cœur, les premiers agents anticancéreux et plusieurs autres encore[13].

L'arrivée de la carte soleil

> « Ma grand-mère, la mère de ma mère, elle était sage-femme. Elle en a-ti accouchées! I'venaient la chercher dans les tempêtes, pis fallait qu'i'aillent à cheval. […] Quand i'étaient pauvres elle leur chargeait rien. Un moment donné, y'en a un qui dit : "Mais comment je vous dois?" A'dit : "C'est le même prix que l'année passée." Mais l'année passée, il l'avait pas payée! »

Plusieurs des personnes rencontrées se souviennent peu ou pas de la question financière associée aux soins. On apprend de l'un qu'une cassure pouvait coûter 98 dollars, et de l'autre que faire venir le médecin ne coûtait rien. Certains se rappellent les échanges informels entre les pêcheurs et les marchands américains : poissons contre médicaments. Mme Robina se souvient qu'accoucher coûtait 40 dollars avec le docteur Labrie. La petite-fille du docteur Gallant évoque un prix plus minime encore : « I'chargeait 25 cennes pour un accouchement et j'sais que des fois c'était pas payé. C'était dans son livre. Pis des fois les gens le payaient avec du poisson, des patates… » À l'hôpital, un accouchement coûtait plus cher, près de 80 dollars selon Mme Welsh, mais « si t'accouchais dans la salle [plutôt qu'en chambre privée], ça coûtait moins cher ». Il arrivait aussi que les religieuses y soignent gratuitement des enfants pauvres et malades, les subventions accordées à l'établissement étant dépendantes du nombre de patients. Malgré cela, « les gens étaient pas beaucoup habitués à y aller [à l'hôpital]. Au début, on r'trouvait deux ou trois personnes dans la salle d'attente, pas plus ».

L'arrivée de l'assurance hospitalisation, en 1961, ou de l'assurance maladie – de la gratuité des soins pour tous –, en 1970, ne semble pas avoir tellement marqué les mémoires, ce qui est étonnant considérant la situation matérielle des Madelinots jusqu'au début des années 1940. Beaucoup vivaient de la pêche et il arrivait qu'on doive rembourser en poissons les dettes accumulées auprès des marchands au cours de l'hiver. La gravité de la maladie, la qualité des routes et la présence de ponts semblent avoir joué un rôle plus important que les coûts d'accès dans la décision de se rendre ou non à l'hôpital :

> « After, you see, there was no road, then, you had to go by boat to the bridge and find someone to get you there, and you went on the north beach, on a horse and car. Some people managed to get there but after the road was built, everybody started to go to the hospital. »

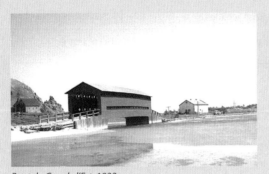

Le premier pont ayant vu le jour sur l'archipel est celui du cap de l'Est, construit en 1922 à Grosse-Île. En 1950, la municipalité anglophone obtenait son deuxième pont, aujourd'hui le pont Keating. Le pont du Détroit, reliant Pointe-aux-Loups à Havre-aux-Maisons, fut construit en 1947, la population de l'est devant emprunter l'arrière-dune jusqu'à Fatima pour atteindre l'île centrale. Celui de Havre-aux-Maisons fut quant à lui en activité dès 1930, tandis que jusqu'en 1956, les gens de Havre-Aubert dépendaient de la marée basse pour passer par la dune de l'Ouest, à cheval ou à pied[14].

Pont du Cap de l'Est, 1922.
Photo : ministère des Transports du Québec.

Marine et froncles

Après les premières entrevues, je prenais conscience que les maladies, comme les choix thérapeutiques, avaient évolué au fil du temps. On me parlait d'érésipèle, de dartres et de marine, des maladies dont je n'avais jamais entendu parler. On évoquait aussi les furoncles (les *froncles*, comme on se plaisait à m'apprendre!), les abcès, les entorses, les pneumonies, les maux de dents, le mal d'oreilles et le mal de reins. Les crises d'appendicite semblaient également très fréquentes : « *Quand l'hôpital a ouvert, l'appendicite, c'était en vogue.* » Alors avec les aînés, nous nous sommes questionnés. Était-ce réellement le cas, ou l'intervention chirurgicale, plus rare à cette époque, avait-elle donné plus de poids au souvenir? Quelques-uns ont émis l'hypothèse d'une meilleure alimentation pour expliquer la quasi-éradication de ce problème. Mme Jacqueline, ex-infirmière, tenait un autre discours :

> « *Y'opéraient souvent! J'pense bien qu'des fois qu'i'ont opéré que c'était pas nécessaire. Comme y'avaient pas tous les moyens de voir, i'prenaient pas de chances. Aujourd'hui, i'vont les garder en observation, mais dans c'temps-là, y'opéraient les trois quarts du temps, surtout si y'avait d'la température.*
> *– Et si c'était pas ça?*
> *– Ben ils l'enlevaient pareil, tant qu'à ouvrir!* »

Par ailleurs, l'arrivée graduelle des vaccins et des antibiotiques semble avoir freiné un éventail de maladies infectieuses auxquelles très peu de traitements maison pouvaient remédier. On se rappelle surtout la coqueluche, la diphtérie, les oreillons et, de façon très claire, la rougeole. On isolait la personne atteinte en tentant d'abaisser la fièvre, mais la maladie « *d'vait faire son temps* ». Plusieurs se remémorent les familles abattues par le décès de jeunes enfants après une infection foudroyante. La tuberculose a aussi marqué les mémoires : « *Il en a bu des racines d'herbe jaune*, mais il est mort pareil.* » Les aînés se rappellent une roulotte qui parcourait les cantons pour diagnostiquer cette maladie; ceux dont les résultats étaient positifs devaient se rendre à Gaspé pour se faire soigner : « *Chez Carmelle, y'ont été six à partir d'un coup!* »

La grippe, quant à elle, serait bien plus rude aujourd'hui que dans leur temps. « *On n'était pas malades comme astheure* », ai-je maintes fois entendu. Était-ce grâce aux petites camisoles de laine ou à l'huile de foie de morue jadis donnée aux enfants? Le fait d'être « *toujours dehors* » renforçait-il le corps, ou les habits *thermos* modernes nous font-ils trop transpirer? Chez les aînés, les hypothèses se multiplient, mais le constat est le même : les jeunes d'autrefois étaient moins malades et la grippe, moins virulente. « *Y'avait pas le quart des maladies qu'on a astheure!* » m'a-t-on répété. Et si le *mauvais mal** – le cancer – frappait parfois les vieux, on se surprend qu'autant de jeunes en soient atteints aujourd'hui. Pour l'expliquer, nos aînés blâment l'alimentation, les produits chimiques, le stress.

Responsabilité des soins

Aux premiers jours de cette enquête, j'étais à la recherche de remèdes *de grands-mères*, croyant que les femmes portaient autrefois les savoirs entourant les soins. J'ai très vite compris que les hommes jouaient également un rôle important, comme nous l'expliquaient certains :

> « *Chez nous, c'est papa tout le temps qui nous soignait quand on était malades. Maman avait assez d'autres choses à faire, elle avait 12 enfants.* »

J'ai ri de mon image romantique et idéalisée des femmes gambadant dans les champs, entourées de nombreux enfants, les mains pleines d'herbages et de plantes pour guérir. La réalité évoquée par les aînés illustrait plutôt le pragmatisme nécessaire au sein des maisonnées. Comme les hommes travaillaient à l'extérieur de la maison, il était plus simple pour eux de rapporter les ingrédients que demandait la préparation des remèdes.

> « Est-ce que la cueillette, c'était en gang, avec les enfants?
> – Peut-être ben qu'les enfants v'naient, mais c'était rare.
> – Moi j'ai jamais ramassé ça. Mon mari en ramassait pour les animaux… et il m'en apportait à la maison. On en faisait bouillir un p'tit peu. »

> « Moi, c'était plutôt le père. Lui, il aimait aller dans le bois, cueillir des affaires de gomme de sapin. Il nous faisait des pilules avec ça. Il faisait comme une capsule, saupoudrée dans le sucre. On prenait ça quand on avait la grippe, quand on avait le rhume. C'était bon. Il cueillait beaucoup le grand thé*, le tanesie*… »

> « Nous, on a toujours eu de l'eau d'Pâques dans l'frigidaire. Ma mère nous faisait prendre un p'tit verre de ça. I'y'allaient à cinq heures du matin. Les hommes y allaient plus que les femmes. Moi, le mari de ma sœur y va encore. »

> « Ben moi, le brai*, j'sais que quand on avait mal aux dents, c'est papa qui nous faisait ça, une petite boule de brai qu'i nous mettait dans l'creux d'la dent. »

S'il est délicat de généraliser à propos de la répartition des tâches au sein des familles, une tendance semble néanmoins se dessiner : la cueillette semblait appartenir surtout aux hommes, la fabrication des médicaments était répartie entre hommes et femmes et la présence au chevet des enfants malades semblait relever plutôt des femmes.

> « Alors dans vos familles, qui s'occupait de soigner les enfants, de préparer les remèdes?
> – Not'mère. Oui, la mère.
> – Pourquoi pas les pères?
> – Y'étaient dehors, i'travaillaient. Mais pour aller chercher du sapin, la gomme de sapin, le genièvre, c'était mon père. »

Chaque histoire demeure toutefois susceptible de présenter une exception à cette règle. Aussi arrivait-il fréquemment qu'une personne extérieure à la famille – un voisin, un proche, « un homme qui passait », un guérisseur – intervienne dans l'itinéraire de soins. Nous y reviendrons plus loin.

Cueillette de plantes et d'éléments naturels

Plusieurs des questions que j'avais prévu poser aux aînés concernaient la cueillette de plantes ou d'éléments de la nature. Je voulais savoir ce qu'ils cueillaient pour concocter les sirops et cataplasmes, et à quelle période de l'année et dans quels champs ils allaient les récolter. J'ai vite pris conscience que nos aînés étaient de l'époque de la transition, à la croisée des chemins entre les temps plus anciens où l'on n'avait que la nature pour se soigner, et les temps d'aujourd'hui, où les médicaments commercialisés prennent une grande place sur les tablettes de nos pharmacies. J'ai dû parfois laisser de côté ces questions, quand mon interlocuteur n'avait ni vécu ni été témoin de ces pratiques. Mais d'autres les vivent encore, ou se rappellent leurs ancêtres :

> « *Comme à l'automne, les plus vieux, comme nos grands-parents, y'apportaient les plantes qu'i'connaissaient qui pouvaient guérir, i'faisaient des bouquets, des fagots qu'i'tournaient à l'envers et i'les mettaient à sécher à la noirceur. Ça, c'était nos arrière-grands-parents.* »

Lieux de cueillette

Curieuse de découvrir de nouveaux herbages, je questionnais les aînés sur leurs lieux de prédilection pour la cueillette. On parlait des bois, des champs derrière la demeure familiale, près des ruisseaux, mais rarement pouvait-on se remémorer clairement un lieu identifiable sur une carte. Sans nom de chemin ni aucun autre point de référence commun au territoire actuel, les souvenirs semblaient issus d'un autre monde, tel un rêve aux images nettes, mais aux contours flous. Bien souvent, on ajoutait que de toute façon, on ne trouvait plus ces plantes, étouffées sous les gazons.

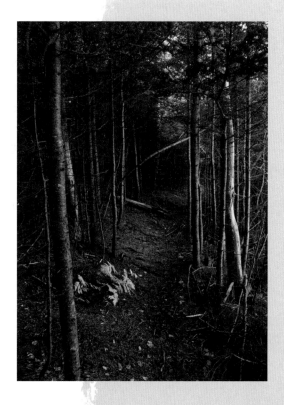

M. Jérôme, qui cueille toujours son grand thé pour que Marie-Louise en fasse du sirop, utilisait l'ensemble du territoire, sans autres frontières que celles dictées par la présence des espèces recherchées. Comme on le fait pour les petits fruits aujourd'hui, on sillonnait autrefois librement les dunes et les champs des alentours.

> « Moi j'ai appris par ma mère. Pis une fois qu'tu sais reconnaître la feuille et qu'tu t'promènes ailleurs et tu la vois, tu l'sais, tu y retournes. »

On se rappelle malgré tout certains détails, par exemple que l'herbe jaune, plus rare, pousse dans les bois, et que le baume* aime les ruisseaux; mais on réalise aussi que le territoire, tout comme les habitudes, a bien changé.

Moment de la cueillette

Dans les mémoires, les moments de l'année privilégiés pour la cueillette demeurent vagues. Les habitudes ne semblent pas régies par un code ou un rituel social particulier, à l'exception de l'eau de Pâques, *cueillie* à l'aube du dimanche pascal. L'automne était pour plusieurs la saison propice à la cueillette des plantes et herbages, mais les temps pour la récolte des branchages et résines ne sont pas spécifiés; il semble qu'on les récoltait au besoin, simplement, quand une blessure ou un mal survenait.

Cela contraste légèrement avec les mœurs des Amérindiens, chez qui les jours choisis pour la cueillette d'herbes et de branchages étaient liés au cycle lunaire. Nos aînés madelinots connaissent bien l'influence de la lune, qui sert toujours à planifier la coupe du bois, les semis du jardin, l'empotage de plantes et la coupe de cheveux. On dit par exemple qu'une lune croissante, ou *profitante*, aura des effets sur la pousse des légumes racines, alors que la lune déclinante sera bénéfique aux légumes poussant à l'extérieur de la terre. Ce savoir est largement partagé et partiellement transmis, mais il demeure en dehors du domaine de la santé, à deux exceptions près : le nombre d'accouchements plus élevé à la pleine lune et le fait que les *passeurs de verrures* lançaient à la lune les objets préalablement frottés aux petites excroissances cutanées.

> « Y'en a qui prenaient des patates, quand c'était la lune nouvelle, ou quand t'elle était pleine, i'prenaient les patates pour frotter sur les verrures et disaient : "Pleine lune pleine lune, prends mes verrures, pleine lune pleine lune", et j'taient ça en arrière. Et celui-là qui l'ramassait, c'est lui qui avait les verrures! »

Conservation des ingrédients

Les plantes cueillies en été ou en automne étaient suspendues puis séchées dans des endroits sombres, à la cave ou dans l'*attique**. Ces réserves permettaient aux familles d'y avoir accès tout au long de l'année.

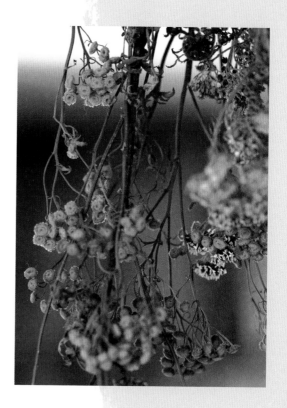

> « *Dans l'été, ils récoltaient tout ça et ils mettaient ça dans la cave la tête en bas, et dans l'hiver, c'était là. Le bouquet blanc*, le grand thé, le tanesie. Oh! On en avait souvent. Dès qu'on avait une p'tite grippe on en prenait.* »

> « *Fallait que l'monde se prépare de ça dans l'automne avant qu'la neige tombe. Dans c'temps-là, c'était des hivers qui étaient durs. Y'avait beaucoup de neige. Y'allaient chercher du bouquet blanc, du tanesie, des plantes, qu'i s'servaient, mais j'sais pas de quelle façon, i mettiont pas ça dans des sacs, ils les attachaient avec de la corde et les suspendaient dans l'entrée.* »

Ces techniques de conservation sont les mêmes en Acadie, ailleurs au Québec et dans plusieurs cultures à travers l'histoire. La récolte des résines était quant à elle plus sporadique et les méthodes de conservation plus individualisées.

> « *Mon père, il avait toujours un lot d'boules, les boules des arbres, y'avait toujours une petite boîte. Dès qu'y en avait un qui commençait un p'tit rhume, i prenait une boule. Dans une cuillère, avec un p'tit peu de sucre.* »

> « *Moi j'en ai toujours dans l'frigidaire. Tu la grattes, sur l'arbre, juste la gomme.*
> *– Dans le frigidaire?*
> *– Oui, et on met ça dans un petit pot, un pot à pilules. Quand quelqu'un a une écharpe, on met ça.* »

Il en était de même pour le sirop : « *Tu mets ça au frigidaire, pis quand t'as envie de tousser, tu prends du sirop à la bière. J'en ai ici. Ça fait longtemps, ça s'garde longtemps. J'en ai au moins depuis l'hiver passé.* »

Des remèdes aux saveurs culturelles

La population des Îles-de-la-Madeleine est composée principalement de francophones catholiques, d'origine acadienne, et d'anglophones majoritairement protestants, d'origines écossaise et irlandaise. Une question nous intriguait dès le départ : ces différences culturelles ressortiraient-elles dans la sphère des soins domestiques?

Dans l'histoire du monde, le recours aux plantes et aux éléments de la nature pour se soigner est universel; pendant des milliers d'années, pour les communautés du monde entier, les plantes et les minéraux ont été à la base des remèdes. Les médecines populaires constituaient un trait culturel au même titre, par exemple, que la musique, les chansons, le code vestimentaire, la cuisine et les contes. J'ai donc voulu couvrir le territoire entier des Îles, en quête de traits distinctifs entre les communautés linguistiques de l'archipel.

L'usage de plantes sauvages est la principale caractéristique de la médecine traditionnelle acadienne; plus de 80 espèces de plantes et d'arbres étaient utilisées au Nouveau-Brunswick seulement[15]. Les ancêtres avaient étudié les coutumes amérindiennes et avaient retenu celles qu'ils pouvaient appliquer à leur mode de vie et à leur milieu. Les Acadiens recouraient en effet aux guérisseurs micmacs avec qui ils cohabitaient. Ces derniers leur fabriquaient potions et remèdes et partageaient parfois leurs savoirs.

Sur le territoire des Îles, il est probable que ces connaissances se soient peu à peu estompées, puisque la présence micmaque n'a été que saisonnière.

Ce présupposé culturel expliquerait également la différence entre les remèdes populaires des communautés francophone et anglophone, cette dernière n'ayant pas cohabité avec les autochtones. En effet, on remarque une très faible présence des plantes et herbages dans les remèdes *anglais*, l'absence de sirops maison, le hareng salé placé dans le cou plutôt qu'aux pieds et l'utilisation plus importante de la graisse d'oie, ce qui laisse présager d'autres origines. L'eau bénite, l'eau de Pâques et l'eau de neige de mai sont aussi des référents catholiques, et donc inconnus des familles protestantes.

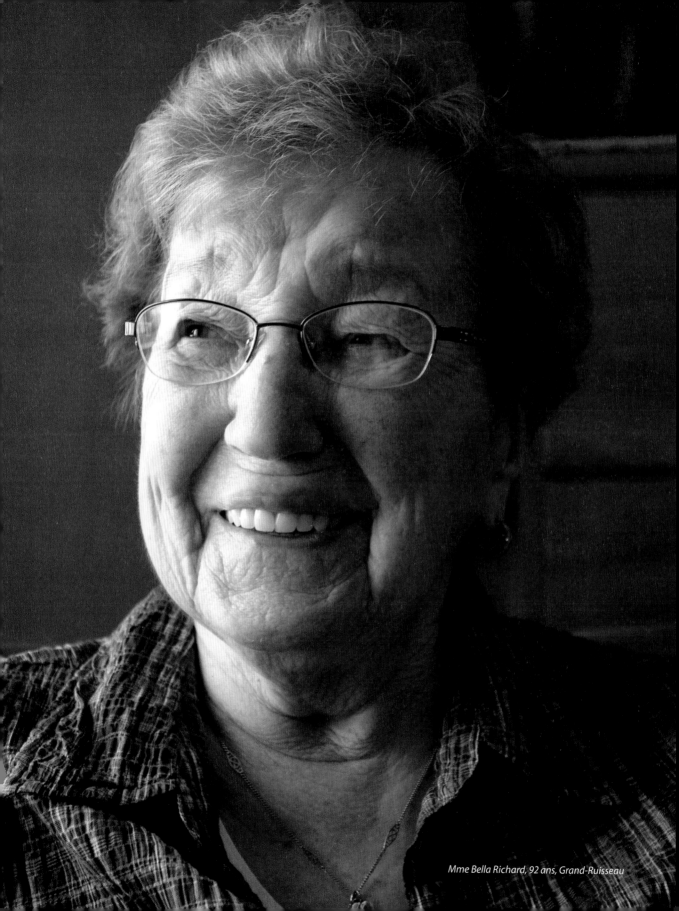

Mme Bella Richard, 92 ans, Grand-Ruisseau

1   Père Anselme Chiasson, *Les îles de la Madeleine, vie matérielle et sociale de l'en premier*, Leméac, 1981.

2   Marielle Cormier-Boudreau, *Médecine traditionnelle en Acadie*, Éditions d'Acadie, 1992.

3   Francine Saillant, « Femmes, soins domestiques et espace thérapeutique », *Anthropologie et Sociétés*, vol. 23, n° 2, 1999.

4   Chantal Naud, publication à venir.

5, 6, 7 *Ibid.*

8   Cercle de Fermières de Lavernière, Fédération 21, *Les trouvailles de chez nous… aux Îles-de-la-Madeleine*, 2004.

9   Francine Saillant, « Femmes, soins domestiques et espace thérapeutique », *Anthropologie et Sociétés*, vol. 23, n° 2, 1999.

10 L'aspirine est apparue sur le marché en 1899. (F. Laplantine et P.-L. Rabeyron, « Science et médecines parallèles », *Les médecines parallèles*, PUF, 1987.)

11 Source consultée le 15 novembre 2011 : http://en.wikipedia.org/wiki/Vicks.

12 Source consultée le 10 novembre 2011 : http://fr.wikipedia.org/wiki/Antibiotique#Historique_et_importance_de_la_d.C3.A9couverte.

13 Source consultée le 10 novembre 2011 : http://www.quandladrogue.com/recherches/drg02-15.html.

14 D'après Louis Vigneau, Transports Québec.

15 Ronald Labelle et Lauraine Léger, *En r'montant la tradition : hommage au père Anselme Chiasson*, 1982.

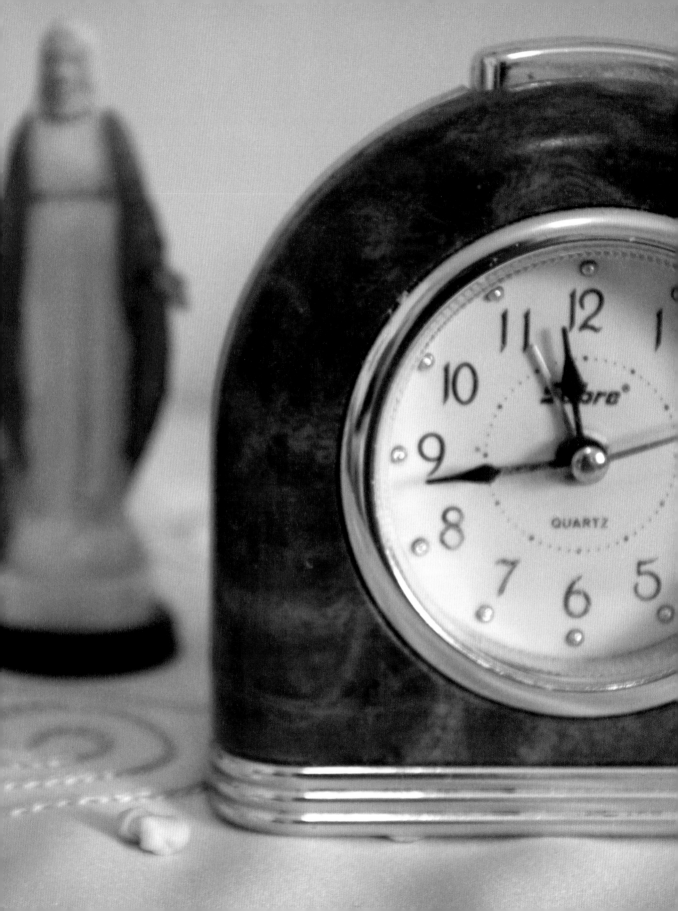

Chapitre 2
La vie, la mort

Un livre entier aurait pu être écrit sur ces grands passages de la naissance et de la mort, vécus si différemment d'une culture à l'autre, intérieurement et collectivement. Ces temps d'arrêt, consacrés au commencement de la vie et à la fin ultime, nous n'avons pu que les effleurer. Auprès des aînés, nous avons discuté du sens que les Madelinots d'*en premier* leur donnaient et des rituels qui leur étaient associés.

Bedaines saillantes

Sous des chandails moulants, c'est avec fierté que les jeunes femmes d'aujourd'hui exhibent leur ventre rond. Mille et une mains amies ou inconnues viennent le caresser, tel un objet social détaché du corps de la mère. La femme enceinte est belle, rayonne, et l'enfant qu'elle porte fait partie du monde avant même de voir le jour.

Cette réalité est à l'opposé de l'expérience vécue par nos aînées : « *On portait un gilet long, un smock, une blouse lousse pour qu'ça soit pas déformé par le ventre. Ça paraissait qu'on était grosse, mais on voyait pas la bedaine. Y'avait une gêne, c'était pas normal, c'était scrupuleux, c'était pas bien, on n'était pas supposées de s'montrer.* » Des femmes âgées me confient qu'elles préfèrent toujours les vêtements amples pour les femmes enceintes, l'une d'elles allant jusqu'à juger très vulgaire (« *gross* ») l'exhibition d'un ventre rond.

Les femmes entendaient très peu parler de la conception, de la grossesse ou de l'accouchement. Bien que leurs mères aient donné naissance à des dizaines d'enfants – le plus souvent à la maison –, les jeunes filles ignoraient presque tout de ce qui se préparait en elles :

> « *On pouvait pas s'mêler aux conversations des grandes personnes. Quand j'me suis mariée, ma belle-mère m'a demandé si j'étais embarrassée. J'comprenais pas. Elle m'a dit : "Vois-tu tes règles ?" J'ai dit oui. "Bon ben comme ça t'es pas embarrassée."* »

Tout ce qui était lié à la grossesse était honteux, me dit-on. Il fallait se cacher, avec « *des corsets assez serrés que c'était pas croyable! Elle a accouché pis son mari est allé chercher sa mère dans la nuit en lui disant : "Viens chez nous, Marie est malade." Pis c'était pour avoir son enfant, pis sa belle-mère le savait pas. "Quoi c'que t'as?" "J'vas accoucher." Elle a l'vé la couverte pis le bébé est sorti. Son mari l'savait, mais c'est parce qu'elle était enceinte quand i's'sont mariés pis ils l'ont pas dit, y'ont caché ça. Elle était assez serrée, elle avait les marques de baleines pour pas dire qu'elle était enceinte.* »

Évidemment, la grossesse hors mariage était un péché, mais on tardait aussi à répandre la nouvelle lorsqu'il s'agissait d'un enfant légitime, comme ailleurs au Québec avant 1960[1]. Aux Îles toutefois, on le savait plus rapidement, m'assure-t-on, tout le monde se connaissant. « *Les gens du canton surveillaient quand est-ce que la bedaine allait apparaître et si elle apparaîtrait pas avant l'temps!* »

Debout jusqu'au bout

Plus par nécessité que par souci de ne rien laisser paraître, les femmes enceintes continuaient à vaquer à leurs tâches. On les percevait certes un peu plus fragiles, mais le travail ménager, dans les champs ou à l'usine ne cessait souvent que la journée de l'accouchement. À en croire nos aînés, le fait de travailler physiquement tout au long de la grossesse facilitait les accouchements :

> « *Plus tu travaillais, moins d'misère t'avais à accoucher, ça v'nait tout seul.* »

> « *Moi j'vais t'dire que les femmes travaillaient plus physiquement dans c'temps-là. C'est pour ça qu'les enfants avaient moins d'misère à venir au monde. Ça pouvait arriver que ça aille pas, mais elles travaillaient jusqu'à la dernière journée. Moi j'ai vu ma défunte mère arriver, là-bas du Cap-aux-Meules à pied [jusqu'au Cap-Vert], pour mettre des harengs sur des broches, 300 et 400 harengs, pis arriver à pied chez nous, arriver, mettre un lit au cochon, 'i mettre la paille pis toute, pis s'dépêcher à v'nir dans la maison pis enlever ses bottes de rubber. Amanchée comme a'l'était là, s'laver comme il faut et appeler la sage-femme parce que l'bébé était en train d'sortir. C'était-ti d'quoi ça! Et le lendemain à laver le plancher!* »

Les femmes rencontrées n'ont pas souvenir de grossesses difficiles. Si l'une d'entre elles me raconte comment sa mère avait dû demeurer au lit pendant une grossesse entière, peu ont fait état de maux de cœur, de fatigue ou d'inconfort. Et puis, la seule chose qu'on m'ait nommée pour soulager les nausées fut le bon vieux biscuit soda.

Droit à la vie, droit au ciel

On est à l'époque où les curés faisaient leur virée paroissiale annuelle en s'assurant que les familles proliféraient bien. *Empêcher la famille* était un grave péché et ceux qui en étaient accusés s'exposaient au risque de se voir refuser l'absolution. On me raconte l'histoire d'une dame à qui le curé avait refusé le droit de *se reposer* après son 17e enfant. Obéissante, elle s'est éteinte à l'accouchement du 22e. Les Madelinots étaient pieux et la pression sociale, très forte. Bien qu'on m'en parle aujourd'hui avec quelque recul et parfois avec mépris, le respect des règles établies par l'Église caractérise bien le comportement des insulaires de la première moitié du 20e siècle.

Plusieurs peuples à travers le monde ont utilisé des plantes ou des produits aux propriétés abortives pour empêcher une grossesse ou y mettre fin, mais il semble que ces pratiques aient été très peu répandues dans l'archipel. Emprise de la religion, méconnaissance des moyens, trop grand tabou, je ne saurais dire. Les femmes n'y avaient que très rarement recours et on n'en parlait guère. Les enfants non désirés étaient « *absorbés dans la famille* » ou donnés à d'autres foyers : « *Diane, elle en a trois de donnés.* »

> « *Savez-vous si des femmes se faisaient avorter?*
> *– Mon Dieu! L'Église s'en serait mêlée! Et c'était tellement tabou.* »

> « *C'était criminel. La personne aurait été nommée devant l'Église.* »

Il arrivait malgré tout qu'on prenne des bains de moutarde, m'avoue-t-on :

> « *C'était rare si i'perdaient pas l'bébé. C'était une fausse couche qu'i'disaient, surtout quand t'étais fille. J'pense pas que les femmes mariées faisaient ça. J'sais pas comment ça s'faisait, mais j'ai entendu parler de bains de moutarde. C'était caché... On l'sait pas, c'est des choses qui s'disaient.* »

Mme Jacqueline, autrefois infirmière, confirme avoir vu davantage d'avortements à l'extérieur des Îles. Ici, quand les jeunes femmes arrivaient à l'hôpital, c'était dû à l'infection ou à l'hémorragie : « *J'serais pas gênée d'en parler. C'est sûr que c'était péché, pour les femmes mariées, ça s'faisait pas. Les filles, j'en ai eu connaissance, mais elles arrivaient à l'hôpital parce qu'elles saignaient trop.* » Saignaient-elles à cause de ces bains de moutarde ou avaient-elles tenté de se débarrasser du fœtus autrement? Nul n'a pu le dire.

Sears, Dupuis ou feuilles de chou

Le jour de l'accouchement était aussi passé sous silence. « *Les maisons s'vidaient, il fallait pas qu'on sache comment ça s'passait.* » On éloignait les autres enfants de la famille, les petits comme les grands.

> « *Je m'en rappelle, elle en a eu neuf. Elle les a toute eus chez nous. Y'avait une tête de lit avec des p'tits barreaux de métal et des fois y'a des médecins qui v'naient, mais souvent y'en v'nait pas. Et elle a assez forcé qu'elle a tout brisé. Une fois, j'ai dit à maman : "Comment ça s'fait que ta tête de lit est toute brisée comme ça?" A'me l'a pas dit. C'est quand j'étais grande que je l'ai su. Elle forçait assez qu'elle s'en v'nait avec les barreaux.* »

La façon d'expliquer (ou plutôt de ne pas expliquer…) la venue d'un nouvel enfant différait d'une famille à l'autre. Le plus souvent, on entendait que les poupons étaient cueillis dans les feuilles de chou, mais ils pouvaient aussi bien venir de la Lune, d'une souche dans les bois, de la marée montante ou d'un cœur de pomme. « *Nous autres, i'disaient qu'ça v'nait du plafond. C'était le plafond qui a défoncé. Et pis on disait : "Mais y'a pas d'trou dans l'plafond!" Astheure, voèr si ç'a d'l'allure!* » Pour d'autres, c'était le petit Jésus qui venait les porter ou encore ils étaient commandés chez Sears, « *et chez nous, c'était pas Sears, c'était chez Dupuis* ». Sans comprendre le mystère et ses raisons, les enfants souriaient à ces histoires.

Aussitôt que le travail commençait, on devait aller chercher les sages-femmes ou les *vieilles-femmes*, comme certains les nommaient. Les gardes-malades ont aussi joué ce rôle. C'était les années 1930. Chaque canton avait la sienne, mais on devait parfois la *commander* à l'avance pour s'assurer de sa présence au moment voulu. On allait les chercher, « *pas avec la Cadillac, c'était à pied ou à cheval* », et on se rappelle les terribles tempêtes qu'elles ont dû braver. Elles venaient pour l'accouchement et demeuraient avec la famille jusqu'à la naissance, même s'il fallait attendre quelques jours. Et puis elles revenaient parfois les jours suivants, pour s'assurer de la santé du petit ou de l'hygiène de la maisonnée.

> « *A'faisait beaucoup d'éducation en hygiène. A'rentrait dans une maison pour accoucher et si c'était pas assez propre à son goût, a'passait son message. Les messieurs, y'en m'naient pas large. Elle était grande et imposante. Et a'leur disait : "Lave-toi, bouge un peu." Mais j'vas t'dire, j'pense qu'elle a pas perdu un bébé.* »

Il ne semble pas que les sages-femmes aient eu recours à des plantes ou à d'autres produits pour soulager les douleurs ou diminuer les saignements. À ce propos, les aînées sont unanimes : « *Les sages-femmes avaient rien* », que leur savoir et leur expérience. Dans les cas les plus graves, elles faisaient venir le médecin, et quelques rares césariennes ont été pratiquées. Si les femmes *déchiraient*, le temps faisait son œuvre et personne ne s'en formalisait : « *Un bébé de 14 livres! Elle a failli y passer! A'tout déchiré. Mais ça a guéri comme ça. Elle est arrivée à 94 ans pareil et c'est pas d'ça qu'elle est morte!* »

On se souvient du dévouement des sages-femmes, de leur compétence et du grand nombre de bébés qu'elles ont aidé à mettre au monde. On se rappelle encore la vieille Marine de *su'les Caps*, Émilienne de la Grande-Entrée, Mrs Maud McLean et Janes Collins ainsi que la Old Dorothy, la grand-mère Déraspe, Anne-Marie la picotée de la Pointe-Basse, la vieille Éloïse et la grande Zoé à Benjamin. Mme Robina Goodwin a sans doute été la dernière sage-femme à offrir ses services dans l'est de l'archipel, bien après que l'hôpital de l'île centrale ait ouvert ses portes. Native de l'Angleterre et formée comme infirmière et sage-femme[2] par la Croix-Rouge, Mme Robina est arrivée à Grosse-Île dans les années 1960. Vu la piètre qualité de la route et les 30 kilomètres qui séparaient sa communauté d'accueil du centre hospitalier, on s'assurait qu'elle soit tout près quand les premiers signes d'accouchement se manifestaient. Au total, elle a aidé à mettre au monde 37 enfants et accompagné des femmes de trois générations, une mère, sa fille et sa petite-fille, ajoute-t-elle fièrement. Dans la communauté, on parle encore d'elle comme sage-femme et infirmière : « *Elle était bonne, a'v'nait pour les enfants et a'pouvait même faire des points!* »

« *I remember the day but not the year. The 27th of March. The date stayed in my mind. A lady from Old-Harry, when the road was in gravel and it took an hour to get to Grindstone. Two hours. She phoned me up and it was her second baby. She phoned me and said: "I think I'm in labor." They used to phone me and I'd examine to see if it was time to go to the hospital. So this was five o'clock in the morning. I asked: "How often do you have your pains?" She said: "Maybe every two or three minutes!" I said: "Come and I'll examine you," and in those days, if it was imminent, I'd go with them to the hospital. She came here and she was fully dilated, ready to push! So my husband, I kicked him out of bed, I put her in my bed, threw things out of the dressing drawer and when the baby was out I put the baby in the dressing drawer. Nothing was prepared. Even now, we call him the dressing drawer boy. The last one I delivered was just across the road there. It took two skidoos to get me there; the visibility was awful.* »

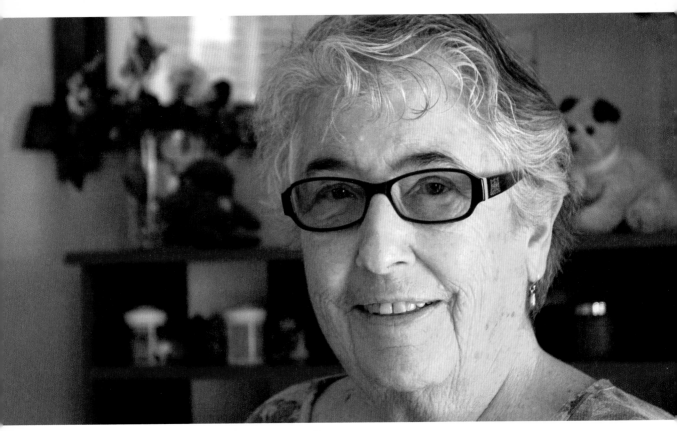

Mrs. Robina Goodwin, infirmière et sage-femme, 77 ans, Grosse-Île.

« Je me souviens du jour, mais pas de l'année. C'était un 27 mars. La date est restée gravée dans ma mémoire. Une femme de Old-Harry, alors que le chemin était encore en gravelle et que ça prenait une heure ou deux pour se rendre à Cap-aux-Meules, elle m'a appelée. C'était son deuxième enfant. Elle m'a appelée et m'a dit : « Je pense que je suis en travail. » Ils avaient l'habitude de m'appeler pour que je les examine et que je voie si c'était le temps d'aller à l'hôpital. Il était cinq heures du matin. Je lui ai demandé à combien de minutes elle était rendue. « Aux deux ou trois minutes », elle a dit. Je lui ai dit : « Viens je vais t'examiner », et dans ce temps-là, si c'était imminent, j'allais avec elles à l'hôpital. Elle est venue et elle était complètement dilatée, prête à pousser! Alors, j'ai sorti mon mari du lit, je l'ai installée là et j'ai vidé mon tiroir, rien n'était prêt! Encore aujourd'hui, on l'appelle le garçon au tiroir. Le dernier que j'ai mis au monde était juste là de l'autre côté du chemin, mais ça a pris deux motoneiges pour m'y amener. La visibilité était terrible! »

À les entendre, il semble que les Madeliniennes étaient *faites fortes*, endurantes et travaillantes, et que les accouchements engendraient moins d'interventions médicales que maintenant. Le nombre de césariennes est aujourd'hui largement supérieur à ce qu'il était autrefois[3], pour différentes raisons. Si certaines s'en étonnent, d'autres comprennent en se rappelant de sombres histoires : les cordons autour du cou, les bébés morts prématurés, les fers ayant « *massacré* » des femmes sans sauver leur bébé. Et malgré toutes les années écoulées, elles se remémorent ces enfants « *partis* » avant le temps, pour qui encore elles allument des chandelles et prient.

Relevailles et lait Carnation

Neuf jours.

Neuf jours au lit sans avoir la permission de se lever! Une fois l'enfant né, des *bonnes* venaient en prendre soin ainsi que s'occuper des tâches ménagères et des enfants plus vieux. On permettait à la mère de se remettre sur pied. C'était les relevailles. On croyait que les organes internes de la femme ne reprenaient leur place qu'à la neuvième journée. Le temps prescrit pouvait sembler long pour les unes, mais était une bénédiction pour les autres : « *C'était ben le seul temps où elles pouvaient rester couchées!* »

> « *À l'hôpital, on restait couchées neuf jours au premier. Je m'en souviens, neuf jours avant que les femmes puissent se mettre les pieds en bas.* »

> « *Neuf jours, c'était juste pour les premiers. Mais au deuxième, j'me suis levée un p'tit peu… Et les autres, on restait pas couchées, la mode était changée.* »

> « *Un moment c'est venu qu'y'ont dit que les femmes d'Angleterre restaient juste cinq jours, et qu'on pouvait faire pareil…* »

Une autre pratique répandue chez les femmes consistait à se purger avant de reprendre les activités normales : « *Puis la neuvième journée, ils nous faisaient prendre de l'huile de castor*. Pas besoin d'te dire que quand on sortait, on n'était pas fortes. Couchées toute une semaine!* » Selon certaines, cet usage servait à « *assécher le lait* », puisque le biberon était de mise pour les femmes de l'époque. Les feuilles de chou prévenaient aussi les montées de lait : on entourait les seins de feuilles, celles à l'extérieur du chou, et la production de lait tendait à décroître. Lorsque les montées étaient trop douloureuses, une femme nous raconte qu'elle se frictionnait les seins d'huile camphrée chaude (en évitant les mamelons), avant de s'entourer la poitrine de bandes de flanelle. Le tissu épongeait le lait et l'huile camphrée apaisait la douleur.

L'allaitement était en effet rarissime. « *Moi j'le nourrissais et il fallait que j'aille dans une chambre parce qu'on n'avait pas l'droit d'être devant les autres, c'était péché.* » Il était fréquent qu'on dise aux femmes (et qu'elles se disent entre elles) que leur lait n'était pas assez riche ou qu'elles n'en avaient pas assez. L'une d'elles se disait trop petite, mais elle réalise aujourd'hui combien le manque de soutien et la pression sociale les forçaient presque à se tourner vers d'autres laits. Le lait de vache bouilli puis le lait Carnation ont été donnés aux nourrissons, raconte une dame de Grosse-Île, avant que le lait maternisé fasse son apparition. L'allaitement? Seules les « *marginales* » le choisissaient.

> « *Did you breastfeed?*
> – *No.*
> – *And your mother?*
> – *Yes.*
> – *So the bottle came mostly to your generation. Why was the bottle used?*
> – *I don't know. The babies were born home and there were no doctor advice. We used cow milk. I would bring it to a boil on the stove to sterilize it.*
> – *Cow milk?*
> – *Yes. In later years, they started to use Carnation milk. Then the nurses started to give formula.*
> – *No one would breastfeed?*
> – *Maybe the odds… but I don't know.* »

Graines, plantes et maternité

Pour provoquer le travail, l'accélérer, apaiser les douleurs ou faire coaguler le sang, une multitude de plantes et d'herbes ont servi aux femmes dans l'histoire et à travers le monde. Curieuse d'apprendre lesquelles avaient été utilisées par les sages-femmes, j'ai été surprise de constater que rien n'était utilisé au-delà des soins physiques. Aucune tisane, décoction ou autre potion n'était donnée aux parturientes pour calmer les douleurs. Une bonne cuillerée de graines de lin pouvait être donnée aux femmes « *qui r'tardaient* », mais la seule plante qu'on ait associée à la maternité était la salsepareille. On en faisait boire le jus pour redonner des forces aux nouvelles mères durant les relevailles. Un « *tonique* » disaient certains, « *pour les femmes qui v'naient d'accoucher, pour les r'monter, la chassepareille*, c'est c'qu'on disait* ».

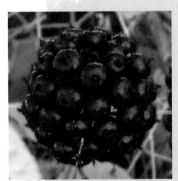
Salsepareille, ou chassepareille

La mort

Une grande sérénité enveloppait les aînés lorsque le sujet de la mort était abordé. Celle de leurs aïeux, mais la leur aussi. Leur calme intérieur me donnait l'impression que la mort était plus acceptée ou plus normale pour eux.

La mort ravissait plus souvent les jeunes autrefois qu'aujourd'hui; elle devenait alors habituelle, d'une certaine façon. En même temps, elle frappait très souvent sans qu'on en connaisse la cause physique. Elle était donc plus proche, mais son mystère demeurait grand. Ce rapport particulier à la mort, accompagné d'une foi inébranlable et socialement plus affirmée, m'a donné l'impression qu'il était alors plus facile de la côtoyer. Et pourtant, les souvenirs du décès de proches ou d'enfants ont laissé des marques très vives et indélébiles dans les familles. Après de longs silences réfléchis, on m'expliquait. On ne vivait pas la mort d'un être cher plus facilement qu'aujourd'hui, mais la souffrance était telle que bien souvent la mort, avec douceur, apportait un grand soulagement. « *On parlait pas d'cancer, on avait le mauvais mal. Y'avait pas d'morphine, y'avait rien.* » Les gens mouraient à la maison et plusieurs encore ont souvenir de parents tordus par la douleur, qui criaient à la mort de venir les chercher : « *La mère de ma grand-mère, la jambe lui a tombé avant qu'elle meure. Ça d'vait être du diabète. Elle criait assez fort par le mal que la maison voisine l'entendait.* »

Jusqu'à l'ouverture du premier salon funéraire à Lavernière en 1962, la mort se vivait dans l'intimité du foyer. Tous les rituels se déroulaient à la maison. Les familles se chargeaient de constater le décès, le médecin n'étant pas appelé systématiquement.

> « *Y'en avait une, son mari était mort. Elle lui a touché les pieds et elle a dit : "Mon Djieu Seigneur, y gèle les pieds!" Il avait les pieds frettes! Elle est partie à la course 'i chercher des bas de laine!* »

Parfois, une personne de l'extérieur venait soutenir la famille. À titre d'infirmière, Mme Robina a souvent été interpellée. Sur les Caps, on se souvient d'une certaine Noémie. Sage-femme ou garde-malade, on ne saurait dire, mais pour « *soigner les malades et ensevelir* les morts, elle était pas payée, elle faisait ça bénévolement* ».

On lavait le corps, l'habillait, le rasait et pendant trois jours, on le veillait. Des planches étaient installées entre des chaises telles des brancards où l'on étendait le corps. On suspendait de sombres draperies aux murs et aux fenêtres et, à la porte, on attachait un ruban noir pour avertir les passants qu'un membre de la famille venait de mourir. Pendant ces trois jours, on cessait de suspendre le linge sur la corde.

> « Ah oui, on passait les nuits. Y'avait toujours quelqu'un qui veillait, 24 heures sur 24. C'était trois jours à part de ça. Avec des draperies très très foncées. C'était lugubre. Très lugubre. J'ai pas souvenir d'encens ou de quoi qu'ce soit qui brûle [...]. Fallait porter le deuil longtemps, un an si c'est un mari. Ma grand-mère, elle a passé sa vie en deuil. Son mari, son frère, sa fille... Tous les ans, y'en avait un qui mourait. Mais nous aut', elle nous a pas fait porter l'deuil. J'avais huit ans quand maman est morte, ma sœur, six ans, et elle nous l'a pas fait porter.
> – Ça implique quoi de porter le deuil pour un enfant ?
> – Toujours habillé en foncé, en noir, c'était triste. Pas d'danse probablement, mais y'en n'avait pas beaucoup. Mais en deuil, i'y'allaient pas. »

La mort, intégrée au quotidien, rassemblait les gens. Les uns s'occupaient de confectionner le cercueil à partir de bois séché, les autres le recouvraient de tissu. Noir pour un homme, gris pour une femme, blanc pour un enfant.

> « T'achetais pas les cercueils comme aujourd'hui, cinq-six mille dollars. Tu faisais faire le cercueil. Dans c'temps-là, le gars qui faisait l'cercueil, il n'aurait pas pris de l'argent pour ça, il aurait eu peur d'être puni. Tu faisais le cercueil pour rien. I'chargeait pas une cenne. T'avais ton bois... À tous les automnes, tu ramassais ton bois, tu faisais sécher ça, les planches, pis si i'mourait, y'avait pas question de demander. »

On devait parfois se fier à la mer pour fournir le bois nécessaire. Les hommes sillonnaient les plages le lendemain de tempêtes, à la recherche de bois ou de billots abandonnés par les navires qui les jetaient par-dessus bord pour éviter de faire naufrage. Dans l'histoire des Îles, on recueillait ces billots pour construire les cercueils, les maisons et les églises même. Lorsque la mer ne suffisait plus, en cas de grande pauvreté, il fallait s'arranger.

> « Y'en a un qui a décédé à L'Étang-des-Caps, c'est pas beau de l'nommer, y'ont été obligés d'aller défaire une crèche, une crèche pour séparer les animaux. Y'ont été obligés de défaire une crèche pour faire son cercueil. »

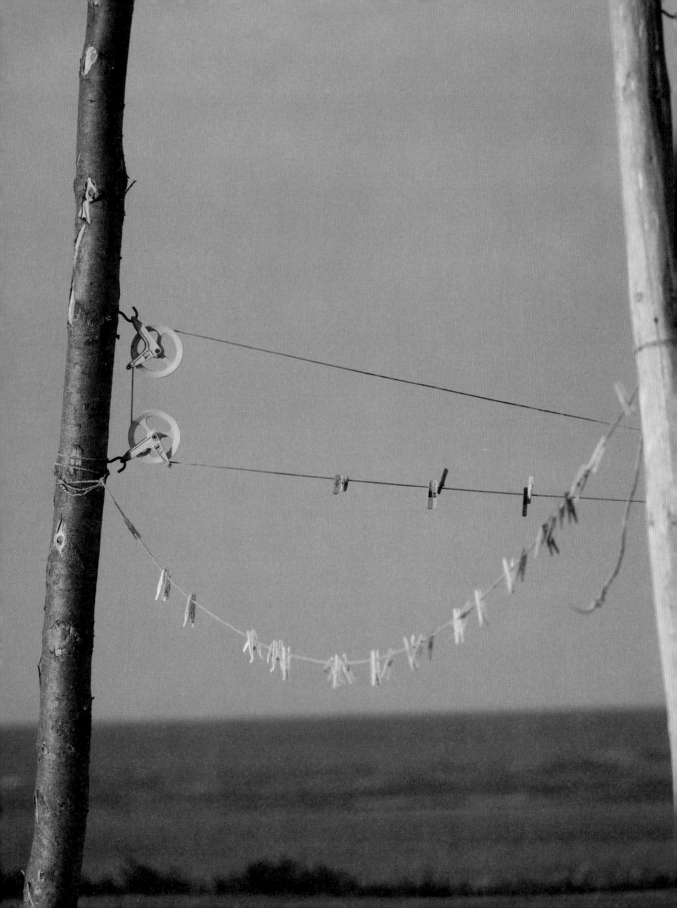

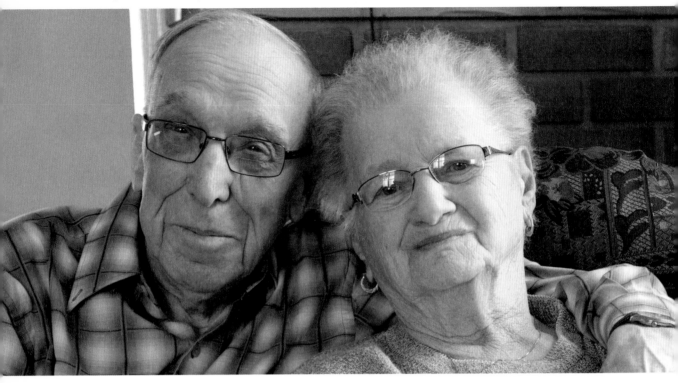

La responsabilité du rituel entourant la mort était portée par les familles et les proches. Du côté anglophone, on a longtemps maintenu cette tradition au sein de la communauté et ce n'est que beaucoup plus tard qu'on a commencé à faire appel aux pompes funèbres tenues par une famille francophone. La question de la langue n'est certainement pas étrangère à ce choix : une question de culture, de tradition. À L'Île-d'Entrée, ce cérémonial a maintenant généralement lieu dans la petite église anglicane (même s'il arrive encore qu'on expose le corps dans les maisons après qu'il ait été embaumé). Ainsi, là comme ailleurs, le rituel entourant la mort est déplacé vers l'extérieur de la maisonnée, à l'instar du traitement des maladies, dont la responsabilité est de plus en plus partagée entre l'univers domestique, l'hôpital et l'entreprise privée.

Devant leur propre mort, nos aînés semblent sereins, prêts, mais aussi reconnaissants de savoir qu'ils ne vivront pas les douleurs qu'ont subies leurs ancêtres. Une grande déception habite toutefois ceux et celles qui, sans avoir perdu l'être qui partageait leur vie, ont dû en être séparés pour des raisons de santé.

« *Quand on s'mariait, i'nous disaient que c'était la mort qui nous séparerait. Mais là je r'garde le curé et je lui dis : "R'garde ça, moi j'suis ici et elle est là-bas." Mais il a dit : "Ça c'pas l'Église qui a fait ça, c'est le gouvernement provincial." Ben oui, avant, quand un homme entrait ici* [au CHSLD], *sa femme venait avec. Y'en a une qui est ici depuis 10 ans, et c'est qu'elle est entrée avec son mari.* »

Encore une fois, nulle plante ne semble avoir été associée aux rituels de fin de vie, que ce soit pour apaiser le corps, l'âme ou les préparer au dernier voyage. À l'approche du grand départ, seul le prêtre était dépêché au chevet du mourant pour offrir les derniers sacrements. Ainsi, à la naissance comme à la mort, on ne pouvait fuir ni la douleur ni la peur.

. . . .

1   Francine Saillant, « Femmes, soins domestiques et espace thérapeutique », *Anthropologie et Sociétés*, vol. 23, n° 2, 1999.

2   Contrairement aux sages-femmes francophones qui apprenaient leur métier de leurs aïeules, Robina Goodwin avait bénéficié d'une formation spécialisée offerte aux infirmières de la Croix-Rouge en Angleterre.

3   Plus du tiers des naissances à l'hôpital de l'Archipel en 2010-2011 (34 %) se sont terminées en césarienne. (Centre de santé et services sociaux des Îles, Rapport annuel de gestion 2010-2011, 2011.)

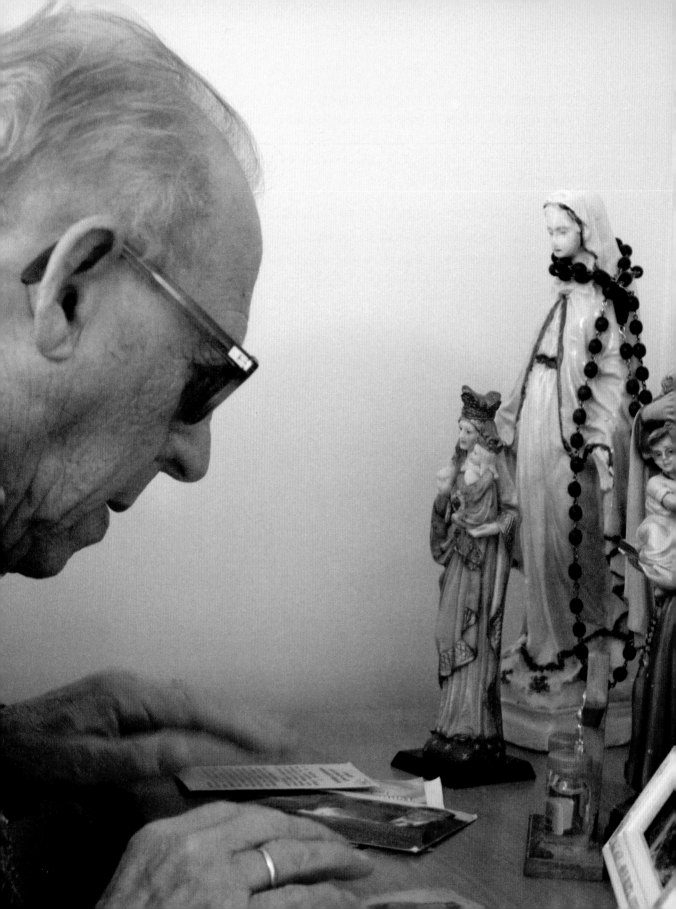

Chapitre 3
Dons, foi et soins de santé

« Une fois, ça faisait pas longtemps qu'on était mariés, et Gilles à Maurice Vigneau, il avait une verrure sur un doigt. Elle était grosse. Camile a dit : "J'pourrais te l'envoyer." Ben, i's'est mis à rire de lui, i'croyait pas à ça. Camile a dit : "Tu ris d'moi!? Ben tu vas voir a'va r'doubler ta verrure, pis tu vas être obligé de v'nir me d'mander pour l'envoyer." Et comme de fait. Elle a grossi et elle est venue à être toute épluchée. Gilles est rev'nu à le d'mander et finalement, elle est partie. »

Nos guérisseurs

Toutes les personnes rencontrées, même les rares sceptiques, pouvaient nommer des guérisseurs, savaient où les trouver et racontaient certains de leurs exploits. Bien que seules quelques-unes y aient eu recours personnellement, les expériences, fructueuses ou non, étaient partagées avec enthousiasme. À mon grand étonnement, la présence de ces guérisseurs dans la sphère des soins n'était pas exclusive au passé; elle existe encore, rajoutant une couleur au métissage. On me dit aimer le caractère informel de ces soins, pratiqués dans un univers familier et bien souvent sans exigence de contribution financière. En outre, l'appartenance de ces pratiques à la culture locale et aux savoirs ancestraux fait en sorte qu'ils sont nombreux à s'y attacher et à y faire confiance.

Si les arracheurs de dents étaient recherchés pour la force et le sang-froid dont ils faisaient preuve au moment d'infliger le traitement, la plupart des guérisseurs étaient plutôt reconnus et sollicités pour le pouvoir ou le don particulier qui leur permettait de soulager une affection. Ce don était transmis par un guérisseur ou hérité d'un parent (d'un homme à une femme ou vice-versa, précise-t-on). On dit aussi que le septième enfant d'une lignée du même sexe héritait d'un don ou d'un talent exceptionnel.

Il y avait les *passeurs de verrures*, les *arrêteurs* de sang, les guérisseurs d'eczéma, d'asthme, de maux d'oreilles ou de dents. Pas de *rabouteux* ni de *ramancheux* par contre, même s'ils étaient nombreux au Québec dans la première moitié du 20e siècle[1]. Aux Îles, « *on s'ramassait avec notre mal* », me dit-on. En Acadie, la religion catholique était si présente qu'on n'y trouvait pas de sorciers, de sorcières, de voyants ou de charlatans. Cela est vrai dans l'histoire madelinienne également, selon ce qu'on veut bien entendre par *sorcier*. Tous les participants étaient unanimes : ils n'en connaissent aucun, ce terme étant pour eux lié au diable et donc bien différent des dons, talents ou savoirs pour lesquels plusieurs des leurs ont été reconnus.

Le guérisseur, à mi-chemin entre l'univers domestique et la sphère médicale, offrait une réponse aux petits maux. La foi chrétienne, quant à elle, servait à protéger du mal et à passer au travers. Puis, plus le malaise était grave, moins on recourait aux remèdes religieux ou surnaturels; le médecin était alors appelé, en toute fin de parcours. Aujourd'hui, cet ordre semble inversé ou du moins bousculé : certains auront recours au mystique à la suite de l'échec apparent de la médecine officielle à soigner, ou en parallèle, en complémentarité avec d'autres types de remèdes.

Arracheurs de dents

Vu l'absence de dentistes, on recourait à des hommes du canton, à la garde-malade (les enfants surtout) ou au médecin pour arracher une dent douloureuse.

> « *Moi, j'm'rappelle, j'allais m'faire arracher les dents chez un d'mes chums, avec des pinces. Parce que les arracheurs de dents, c'était pas à tous les coins de rue!* »

> « *Moi, la première dent que j'm'ai fait enlever, j'avais 19 ans pis c'était l'docteur Solomon. C'était 25 cennes la dent. Une grosse dent. Ça faisait mal. Pas gelé du tout. I'prenait ça d'même, y'avait des gros bras pis là crick, squish, couak, pis là scrounch. Ah viarge! Ça faisait mal.* »

> « *Moi j'm'rappelle que j'tais allée m'faire arracher une dent avec la garde Hubert, à Bassin, pis moi, comme de raison, i'pouvaient pas geler, j'avais huit-neuf ans. J'ai perdu connaissance, j'ai tombé dans l'plancher. J'y voyais toute son fond d'culotte. J'ai toute vu ses canneçons.* »

> « *Chez nous, les maux de dents, on appelait l'infirmière, et on avait une grand-table, on était 14. On était une couple à s'lamenter alors e'est arrivée avec j'sais pas quoi, du chloroforme. Elle nous a toute endormis et elle nous arrachait les dents.* »

À part la P'tite Énée de Grande-Entrée, qui faisait disparaître le mal de dents par la simple pensée, rien de magique ne semble avoir enveloppé le travail de ces arracheurs... Une bonne dose de courage était requise toutefois, de leur part comme de leurs *patients*!

Arrêteurs de sang

La centaine de personnes rencontrées avait eu vent ou même vécu de ces histoires miraculeuses, où l'*arrêteur* de sang arrivait à mettre fin à une hémorragie. On dit que la plupart agissaient par la simple pensée : nul besoin d'être présent au chevet du souffrant, ce qui facilitait grandement la pratique. Des gens en hémorragie sur la table d'opération ont été guéris, d'autres qu'on croyait perdus et même en route vers Québec pour un don d'organes. Et voilà que par la force de la concentration, les saignements cessaient.

On me nomme René Chevarie, Alma Chevrier, Joseph Meunier, une tante de Joseph Boudreau, Camile de Bassin et j'en passe. Certains me parlent d'un lien avec la lune, d'autres ne l'expliquent simplement pas. Peu y voient une relation avec la religion catholique, à l'exception peut-être de Mme Élisa :

> *« On avait une vache qui s'avait arraché une corne. Elle avait d'la misère à s'tiendre deboute, a'tricolait*. Elle était assez faible. Moi j'avais fait une croix dans l'front, avec une corde. Le sang a arrêté net. Ça saignait, ça dégorgeait. J'aurais pas fait ça sur un humain. Mais su'une vache ça m'dérangeait pas. Ben ça a arrêté net. »*

Seulement, tous ne croient pas ces histoires. À sa femme qui affirmait avoir connu des *arrêteurs* de sang, M. Renaud répondait d'un ton moqueur : *« Moi'ssi j'ai eu connaissance de ça. En masse… i'serraient, i'serraient, à force de serrer, ben ça arrêtait. »* Ils sont en effet quelques-uns à attendre de voir pour croire, mais il est bien au-delà de notre ressort de trancher si oui ou non ces dons étaient réels. L'histoire madelinienne, passée et récente, est empreinte des récits de ces guérisseurs, capables d'exploits que la science ne saurait expliquer.

Passeurs de verrures

> *« Un moment il m'avait poussé des verrures su'les mains. C'était pas beau. Pis ça venait qu'à casser et à saigner. Ça fait que j'm'en ai été trouvé mon oncle, Willie Chevarie. Y'a été chercher une patate, bleue, y'a frotté sur ça comme il faut. Il m'a dit : "Faut qu't'ailles confiance par exemple." Il m'a dit : "Prends la patate, emmène-la chez vous, pis rendu chez vous, garroche-la quequ'part et essaye de l'oublier. Quand la patate va disparaître, ta verrure va être disparue." J'pensais pus à la patate, ni à mes verrures ni même à mon oncle. J'ai tout oublié. Elle a arrêté de*

saigner un m'ment donné. Une quinzaine de jours après, plus de verrures! J'ai été voir la patate, jamais été capable d'la r'trouver. Elle aurait dû être là… Ça c'était un don. »

La vieille Adéline, Rose-Elmonde Lapierre à Arnold , Olive Aucoin, Willie Chevarie, le mari de Mme Bella, Mme Élisa… encore une fois, ils sont nombreux. Le temps d'attente nécessaire à chacun d'eux pour faire *passer une verrure* variait de quelques jours à quelques mois. Viande, patate, cenne, sel, fil, aliments et autres objets se voyaient enchantés pour faire disparaître les petites excroissances. Tous reconnaissent le grand rôle de la confiance dans le succès du traitement et nombreux sont ceux qui ont personnellement expérimenté la guérison. Encore aujourd'hui, les *passeurs* sont consultés et dans certains cas, on cherche à transmettre ce don pour qu'il se perpétue.

« *Moi j'suis allée, dans l'temps qu'j'avais les enfants. J'avais une verrure plantaire, ça faisait mal, y'avait pas moyen d'marcher. J'ai été trouver une madame pas loin d'chez nous. J'savais qu'elle guérissait les verrures. J'me dis en moi-même : "Ça vient pas d'n'importe qui, ça m'est arrivé à moi-même!" Elle a r'gardé mon pied. Elle a dit : "Lave-toi pas l'pied, pendant… tant de jours." Elle a rien fait. Juste à r'garder. Elle a dit : "Si t'as confiance en moi, tu vas voir." Eh bien je crois que c'était "neuf jours, les verrures seront presque parties". Après trois ou quatre, j'voyais qu'ça commençait vraiment à diminuer. Et si je vous dirais qu'au bout des jours qu'a m'avait dit, les verrues étaient toutes disparues.* »

« *Moi j'en ai fait passer moi-même […]. Ça vient d'un vieux. Vieux vieux. Moi j'prenais du fil à coudre, noèr, j'comptais les verrures. J'comptais les verrures qu'y'avait pis j'faisais autant d'nœuds dans le fil qu'y'en avait. Pis j'allais à une place yoùs que cé qu'j'allais pas souvent pis j'faisais un p'tit chose dans la terre là, pis j'prenais une allumette pis j'brûlais toute le fil que y'avait à part des verrures. Pis je l'enterrais là, dans une place humide là, je l'enterrais là. Pis c'est d'même que ça passait. Et dans trois mois, ou quatre, ça dépendait d'la température parce qu'i'faut que l'nœud pourrisse. Dans l'fil. J'en ai passé pas mal pas mal pas mal.* »

« *Moi j'en avais une sur un doigt, j'avais pogné ça à l'école. Je me l'étais passée. J'me suis dit, si j'suis capable de faire passer celle-là, j'suis capable d'en faire passer d'autres. J'peux t'dire que j'en ai fait passer. Une femme de Kénogami! Elle avait un p'tit gars qui en avait un cent, l'autre qui en avait cinquante et l'autre qui en avait autant. Quand le p'tit gars a su qu'i'fallait que le médecin devait opérer, il est comme dev'nu fou. Fa'que elle m'a envoyé une photo de ses trois petits gars, et ça a passé.* »

Guérisseurs de dartres ou d'eczéma

On m'a très peu parlé de ces guérisseurs, mais deux ou trois femmes ont tout de même été reconnues dans leur canton pour leur pouvoir de soigner l'eczéma ou les dartres. L'une d'elles fabriquait son onguent et une autre recourait aux symboles religieux.

> « Pour les dartres, Lébée Aucoin à Alpide Leblanc, elle soufflait en signe de croix, et infaillible, ça partait. Dans le cou, sur les mains. On partait en traîne et on allait s'faire souffler ça. Elle était pieuse. »

> « Une fois, on a été voir une dame et j'ai dit à ma fille : "Dis pas c'que c'est qu'elle va t'dire, fais c'que c'est qu'elle va t'dire." Mais elle, a'y'croyait pas du tout du tout. Elle voulait pas v'nir absolument. Elle avait de l'eczéma derrière la tête, et quand j'v'nais lui démêler les cheveux, mon Dieu, des fois c'était au vif, ça 'i faisait mal. J'sais pas c'que c'est qu'elle lui a fait. Elle l'a pris tout seule… En tout cas, elle l'a guérie. Fallait avoir confiance, c't'un don qu'elle a, la septième des filles, c't'un don, elle en a guéri plusieurs. »

Guérisseuse d'asthme

Le soleil brillait à Millerand. C'était une magnifique journée d'automne et j'allais à la rencontre de ma première guérisseuse. C'est avec un grand sourire et une petite gêne que Mme Yolande m'ouvrit sa porte généreusement. Sur le frigidaire, la photo d'une dame asthmatique. À bout de recours et dépendants des pompes, des gens comme elle font encore appel à Mme Yolande, qui a hérité du don jadis porté par sa mère. Son tiroir était rempli des photos des personnes qui l'ont sollicitée. Puis, avec grande ouverture et humilité, elle a parlé de ses arbres, qui jouent un rôle dans le rituel de guérison. Encore une fois, tous n'y croient pas. Bien lucide, Mme Yolande nous a affirmé que la confiance compte beaucoup, mais « quand les personnes font les démarches, c'est parce qu'i'sont croyants », disait-elle. Plusieurs la remercient encore aujourd'hui pour le bien qu'elle leur a apporté.

« Ça peut arriver qu'ça fonctionne pas. Quand c'est mes proches, c'est plus difficile […]. C'est un don qu'ma mère m'a donné, avant d'mourir. J'sais pas si quelqu'un d'autre le ferait, si ça marcherait. Je sais qu'y en a qui ont essayé.

– C'est en lien avec la religion?

– Non. Non, et j'peux dire vraiment c'que j'fais, quand même y'a quelqu'un avec eux autres ça m'dérange pas. J'sais pas si vous avez déjà entendu parler d'ça. Tu prends un cheveu, sur les enfants, c'est sûr que pour les enfants ça va plus vite […]. J'prends un cheveu et je l'arrache. Faut pas que j'le coupe. Je peux l'faire à distance. Même si la personne est à distance, j'i dis quoi faire et a'm'envoie ça. Y'en a une qui s'était coupé une mèche et me l'avait envoyée, ça marche pas. Il faut qu'a'se l'arrache. Son cheveu, il faut qu'j'le mette dans quequ'chose de vivant. Un arbre, parce que c'est vivant, y'a d'la sève, ça pousse, ça meurt… T'sais, j'mets ça là, à sa hauteur… C'est pour ça qu'les enfants ça va plus vite, parce qu'y'a pas fini d'grandir, tandis que les adultes, j'le fais quand même, mais j'mets ça là. Ça m'prend une photo et un objet qui leur appartient que j'mets dans l'arbre. Ça peut être une boucle d'oreille, faut qu'ça soit à eux autres. Pour les enfants, ça peut être une p'tite auto, une suce, n'importe quoi.

– Alors vous avez un arbre sur le terrain avec des choses dedans?

– Oh j'en ai plus qu'un! Y'a une madame qui est venue avec ses trois filles. Ses trois filles étaient asthmatiques. L'une d'elle l'était plus que les autres et a'pouvait pas faire d'éducation physique à l'école, a'pouvait pas courir, rien d'ça. Moi j'les ai pas vues après, mais quand elle est partie elle a dit, la jeune : "C'est moi qui vas t'rappeler." Eh bien 15 jours après a'm'a rappelée et m'a dit qu'ça allait bien. Elle est allée à l'hôpital, pas longtemps après, et a's'est couchée là, elle a rien dit. Il a passé un test et y'a dit : "J'comprends pus rien. Elle est pus asthmatique. A'fait plus d'asthme. Qu'est-ce que t'as fait?" "J'tais pas gênée d'i dire", qu'elle a dit. "J'ai été voir une madame au Havre pis c'est elle qui m'a guérie." Ben il a dit : " Continue à y aller parce que nous on peut juste te donner des pompes. On peut pas faire d'autres choses. On peut soulager, mais on peut pas guérir." »

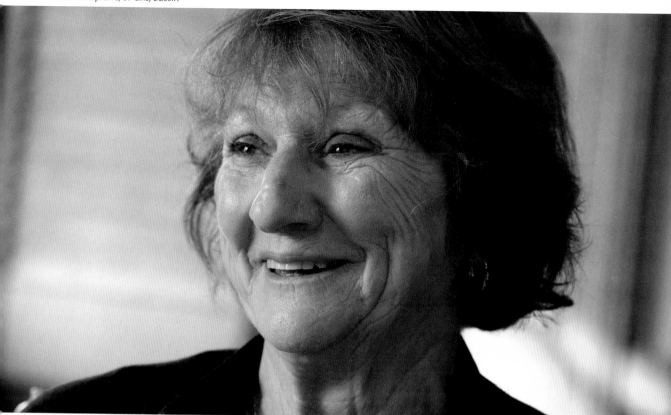

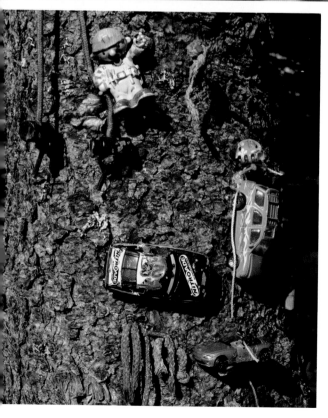

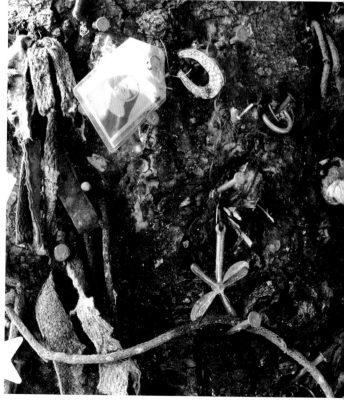

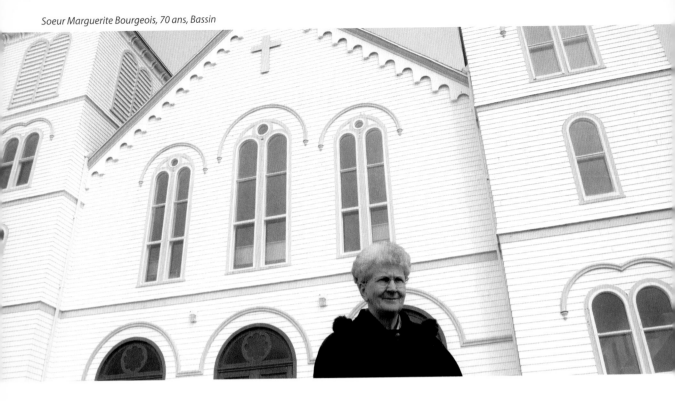

Soeur Marguerite Bourgeois, 70 ans, Bassin

Santé et spiritualité

L'Église

Chez les Acadiens du Nouveau-Brunswick, la population pouvait jadis avoir recours à ce qu'elle appelait les *prêtres guérisseurs*. Par leurs prières ou par l'imposition des mains, ils aidaient à soulager certains maux ou maladies. Selon nos aînés, les prêtres ayant servi dans l'archipel n'ont pas tenu ce rôle au sein de la communauté. Au contraire, on reconnaît une tout autre posture des Madelinots devant le clergé :

> « Les prêtres, i'faisaient peur au monde. I'disaient : "L'djâble va vous emporter pis i'va vous traîner dans l'enfer avec des chaînes et des fourches à foin." Voèr si ça avait de l'allure! »

> « La religion… à part qu'la peur… »

Invités à réfléchir aux liens entre la religion et les soins de santé, les aînés répondaient après de longues secondes de silence que ces liens n'étaient pas évidents. Les prêtres avaient indéniablement joué un rôle dans l'élargissement des familles, mais ceux ayant servi sur le territoire ne semblent pas avoir été guérisseurs.

L'Église et ses symboles ont néanmoins marqué l'univers du soin. Ces deux sphères bien distinctes, celles de la religion et de la santé, ne sont pas aussi éloignées l'une de l'autre qu'il n'y paraît.

Eaux sacrées, rameaux et autres symboles

Petite bouteille d'eau bénite *au proche*, statuette de la Sainte Vierge et rameaux suspendus, le culte religieux est encore bien présent dans les foyers madelinots. Le regard sévère posé sur l'ingérence des prêtres dans l'univers domestique ne signifie pas pour autant le rejet du catholicisme. La foi joue un rôle de protection et apaise. On en trouve encore des symboles chez certains guérisseurs et aînés, qui tracent des signes de croix pour enrayer les cauchemars, arrêter le sang et faire disparaître les points au ventre.

Ils sont rares, ceux qui n'ont pas sur une étagère quelque part, dans un tiroir ou dans le frigidaire, leur bouteille d'eau de Pâques, d'eau bénite ou d'eau de neige de mai. Une coutume très répandue consiste à asperger les fenêtres d'eau bénite pour que cesse le tonnerre, pour protéger la maison ou taire la peur : « *Ah oui, j'ai toujours mon eau bénite dans ma p'tite bouteille. Quand i'tonne, j'en mets et ça marche, j'suis pus nerveuse quand mon eau bénite est là. J'peux dormir.* » On boit l'eau de Pâques pour se guérir, on boit quelques gouttes d'eau de neige tombée en mai, on applique ces eaux-là où une douleur est ressentie et on suspend les rameaux aux portes des maisons. Si les éléments sacrés sont communs d'une maison à l'autre, les traditions familiales sont quant à elles nombreuses et diverses.

> « *La femme à [...], elle avait de l'eau bénite dans une p'tite bouteille, elle avait beaucoup d'enfants et c'était pauvre. Le tonnerre a pris et c'était dans la nuit alors a's'est l'vée et a aspergé de l'eau partout. Ben le matin a's'est levée, elle a vu qu'a's'était trompée de bouteille. C'était pas de l'eau, c'était de l'encre!* »

> « *L'eau de Pâques, il faut que ce soit recueilli avant une telle heure le matin, avant cinq heures, dans un ruisseau qui coule tout l'temps, la journée de Pâques, avant le lever du soleil.*
> *– Quand i'tonnait, y'envoyaient ça dans les châssis. Pour ma mère, ça chassait les démons du tonnerre.*
> *– Le monde avait confiance à ça, c'était comme…*
> *– On la buvait pas, mais a's'conservait. A'protégeait.*
> *– Oui oui, y'en buvaient, ou i's'faisaient des p'tites croix partout yoùs qu'y'avaient mal.* »

« Ma mère, le matin de Pâques, a's'l'vait pour aller voir le soleil danser. Pis a'ramassait l'eau jaune, i'disaient qu'c'était médicinal. I'disaient que c'était bon pour les médicaments. Pour le soleil, on regardait le soleil, on disait qu'i'dansait, mais i'dansait pas. Ça v'nait que ça faisait comme des reflets, mais ça dansait pas. »

« Mon plus vieux, i'y va pour voir le soleil danser. Lui, c't'un gars qui est beaucoup confiant. Et i'disait qu'au moment où le soleil se levait i'dansait vraiment. Tant qu'y'était pas levé à sa grandeur, i'dansait. »

« Vous avez de l'eau bénite ou de l'eau de Pâques?
– Ah c'est de l'eau bénite. Parce que l'eau de Pâques, faut aller chercher ça tôt le matin… »

« Pour le mal de z'yeux. J'avais les yeux faibles, j'allais chercher l'eau dans une source, qui coule. J'allais chercher une bouteille d'eau. »

« Mais une chose que j'crois que c'est bon, c'est de l'eau de neige, de mai. Le père Anselme est v'nu chez moi, je lui ai montré ça. D'l'eau d'neige. Ben c'était bon, y'avait pas une graine dedans. Je l'ai mis dans un pot, pendant 14 ans que je l'ai eue, et quand le père est v'nu, y'avait rien de rien d'dans! »

« Et l'eau de neige de mai, la première neige qui tombait en mai, c'était bon pour le mal de gorge. Ils nous frottaient avec ça, mais on n'en buvait pas… On mettait ça sur des bobos. C'est la confiance du mois de mai, la confiance en la Sainte Vierge. »

« Vous y croyiez?
– Oui, et on y croit encore. Quand ma sœur m'en apporte, j'en bois et j'y crois. Mais c'qui m'fait peur, c'était où qu'i prenaient l'eau. Parce que moi, j'ai travaillé dans les affaires de médecines et où que c'est que c'est pris… J'voudrais pas aller dans les ruisseaux où l'eau serait contaminée. »

« Moi, l'autre fois, j'en avais de 2007 et je l'ai jetée. Ils ont dit : "T'avais pas besoin d'la jeter." Ça a l'air que ça s'conserve quasiment à vie c't'affaire-là. »

De confiance et de lucidité

« Moi, j'ai confiance en ça, le tissu noir. Ben ça marche, ça marche pas tout le temps. Si t'as une pneumonie, quand bien même tu mettrais un oreiller noir… »

« Tu marches et tu fais une boule avec [les feuilles de verne], tu jettes ta boule en arrière de toi. Sans r'garder. Pis un moment c'est disparu.
– Après combien d'temps?

– Ça lui a pris au moins six mois. Les verrures étaient vraiment entre les jointures…

– Et vous pensez que c'est grâce aux feuilles de verne?

– Moi j'pense que c'est le subconscient. »

« Le crottin, j'y crois. Mais le noir, ça c'est d'la superstition. Probablement que la première chèvre était noire et qu'après, on a dit qu'i'fallait qu'elle soit noire. »

La confiance : à l'égard des symboles, de leurs références, des remèdes, des guérisseurs... Chacun est clair : il y a ce en quoi il croit, et ce en quoi il ne croit pas.

La logique de nos aînés n'est pas que cartésienne et la plupart admettent, pour expliquer une maladie ou l'efficacité d'un remède, des hypothèses non matérielles, moins tangibles, liées au subconscient ou à Dieu, par exemple. La médecine populaire, comme les médecines parallèles, est souvent accusée de ne reposer que sur des croyances; un argument qui sert parfois à les discréditer. Pourtant, nulle position n'est absolument indemne de croyance, puisque croire à un déterminisme biologique seul, c'est encore croire[2]. Il y a celui qui ne se pose pas de questions et qui sait, par exemple, que l'oreiller noir guérit la toux; puis il y a celui qui y croit, mais en sachant que la confiance joue un grand rôle dans la guérison. La posture de nos aînés est sans équivoque : ils savent tous qu'il faut une grande dose de confiance pour que le remède ou le guérisseur fasse son effet. Et puis nos aînés ont aussi appris par l'expérience. Au fil du temps, ils ont répété et retransmis les pratiques qui se sont avérées efficaces et, terre-à-terre, ils ont laissé de côté celles qui sont demeurées sans effet.

Il arrivait malgré tout, comme disaient certains, qu'on n'ait d'autre choix que de faire confiance : *« ... parce qu'on y croyait et parce qu'on n'avait pas d'autre chose. C'était pas à dire qu'on allait chez le médecin et à la pharmacie, on n'y allait pas. »*

Enfin, de leur discours se dégage toujours un grand respect de celui qui croit, mais aussi de celui qui ne croit pas.

. . . .

1   Francine Saillant, « Femmes, soins domestiques et espace thérapeutique », *Anthropologie et Sociétés*, vol. 23, n° 2, 1999.

2   François Laplantine et Paul-Louis Rabeyron, « Science et médecines parallèles », *Les médecines parallèles*, PUF, 1987.

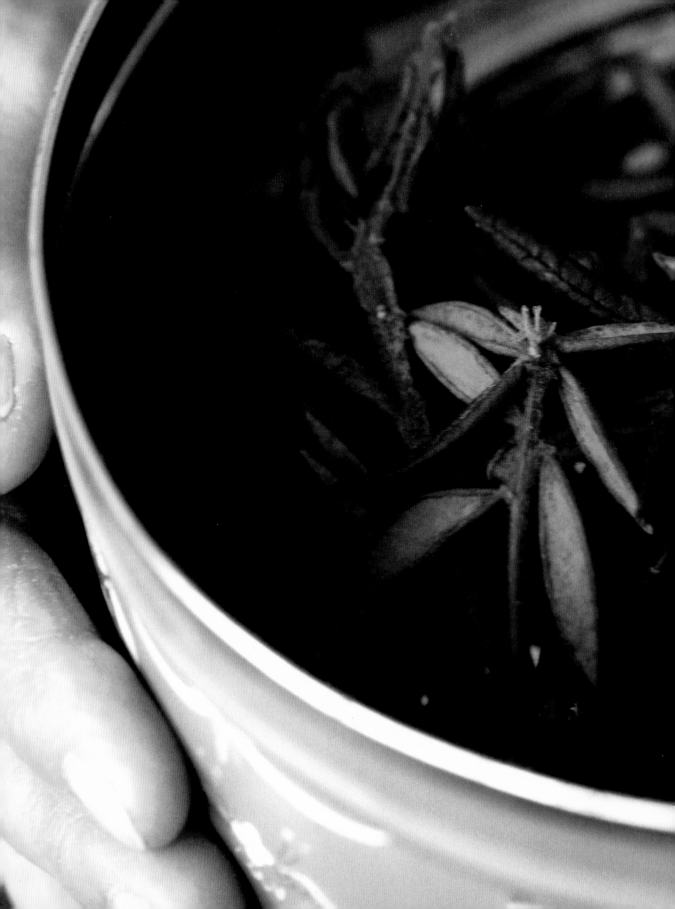

Chapitre 4
Herbe connue, herbe sacrée

« La nature était-elle sacrée?
– Ah oui! Mais ça c'est pas nos pères et nos mères qui disaient ça, c'était les vieux encore plus vieux... »

« La nature sacrée? Non, pas pour moi certain. Mais… on allait cueillir les fruits pis si on voyait quelqu'un pisser dans les canneberges, ça nous choquait. »

Convaincus que la transmission d'un savoir ancestral lié aux plantes s'accompagnait d'emblée d'une attention particulière à la nature, nous y voyions une occasion de réflexion pour les générations d'aujourd'hui. Nous pensions que nos grands-mères et grands-pères avaient dû vouer un grand respect à la nature, étant donné qu'elle les soignait et nourrissait encore. Une idée souvent démentie ou grandement nuancée par plusieurs aînés.

« L'environnement? Mon Djeu, on pensait pas à ça! C'était pas protégé du tout. Le monde allait vider les chaudières à chambre n'importe où su'l'terrain. Le papier traînait partout.
– Donc y'avait rien de sacré du fait de savoir qu'on pouvait se soigner avec les plantes, la nature devenait pas plus importante?
– Ah non ah non! Dans l'temps, on appelait ça des rats. On j'tait toute pis on savait que c'était mangé par ça, des rats et des souris. Des cochonneries partout. »

Le caractère sacré et empreint de culte que plusieurs peuples autochtones confèrent à la nature ne semble pas s'être transmis jusqu'aux Madelinots d'aujourd'hui. Les propos des aînés, lorsqu'ils parlent du quotidien d'*en premier*, évoquent la proximité, la dépendance et la connaissance de la nature, mais la préoccupation globale liée aux effets de l'action humaine sur le milieu – tels qu'on les constate de nos jours – n'existait pas. En se remémorant leur passé, ils expliquent plutôt la quantité moindre de déchets par le peu de moyens et de biens matériels qu'ils avaient : *« Y'avaient juste pas les moyens de détruire les plantes. Aujourd'hui, c'est les quatre-roues, c'est les tondeuses. »*

« I'faisaient pas l'gazon c'est sûr, mais j'pense pas qu'c'était par souci des plantes... c'est qu'c'était pas la mode. Et pis, y'avait pas d'tondeuse. » Les résidus étaient brûlés, mis dans les jardins ou donnés aux animaux. La réutilisation et le recyclage se faisaient simplement et surtout par nécessité. Les vêtements, après avoir été passés d'un enfant à l'autre, devenaient des guenilles; et les sacs de farine, des vêtements. Le reste était brûlé dans des barils. « What a smell! »

L'idée même d'une conscience environnementale est en effet un concept récent, certainement développé au fur et à mesure qu'on a vécu les répercussions de l'industrialisation et du développement de la société de consommation. Si le concept d'environnement et ses limites différaient selon les générations, quelques personnes se rappellent néanmoins les petites attentions qu'avaient leurs parents pour les espèces qu'ils utilisaient.

> « Y'en avaient seulement pour les plantes qu'i'savaient qui pouvaient aider. Comme le tanaisie. Tout l'reste, i'coupaient ça. Le tanaisie, i'touchaient pas à ça. »

> « Moi l'grand thé, j'le protège parce que j'sais qu'il est là. Parce que j'le connais. Mais celui-là qui le brise pis qui l'connaît pas, c'est pas sa faute. Il l'connaît pas. Dans toutes sortes de choses il faut que tu connaisses. Plus que ça va, là, c'est la vitesse et la vitesse. Ça prend pus l'temps d's'arrêter pour voir c'qui est bon et c'qui est pas bon. Aujourd'hui tu peux pus t'arrêter la journée qu'tu vas passer par-dessus une affaire... t'a connais pas, tu continues. »

La question d'utilité influait ainsi sur la façon dont certains voyaient les éléments environnants. Les gens cultivaient la terre, la regardaient différemment et par-dessus tout, la cueillette se faisait dans le respect, non pas absolu comme nous l'avions cru, mais dans le but conscient d'assurer la perpétuité de l'espèce cueillie. Elle nourrissait, elle soignait.

> « Y'a p't-être des choses qu'i'protégeaient naturellement, si j'pense à ma mère, le bouquet blanc, elle avait ses tales et i'fallait qu'ça soit coupé. Elle arrachait pas les plants parce qu'a voulait les avoir l'année d'après. C'est comme les champignons, faut pas les arracher. »

La fin des haricots

À entendre nos aînés, on ne connaît plus les légumes ni les plantes, on craint l'animal vivant et on laisse tomber l'eau de pluie sans même penser s'y abreuver. Loin de prétendre à leur supériorité en matière de connaissances, plusieurs demeurent toutefois ahuris devant certaines lacunes des jeunes générations. « *Aujourd'hui, les enfants r'connaissent pas les p'tits pois. J'me souviens d'avoir dit le mot bride, à l'école. Pas un élève savait ce que c'était… Même chose pour les plantes!* » La possibilité de tout acheter en magasin aura eu pour effet d'éloigner les gens de la nature et de la compréhension de ses cycles.

> « *J'sais pas si y'en a encore* [en parlant de la menthe], *c'était en premier.*
> – *Comment ça s'fait qu'on n'en voit pus?*
> – *Ben, on en trouve au magasin.* »

Autres époques, autres valeurs, autres intérêts : les connaissances se sont transformées. Les savoirs liés à la nature et à l'environnement, comme ceux liés aux soins, se sont développés, spécialisés et enfin éloignés de monsieur et madame Tout-le-monde. Par ailleurs, les aînés reconnaissent bien l'expertise précoce des tout-petits en matière d'électronique et d'ordinateurs! Les jeunes en savent plus me disent les uns; ils ne savent plus, me disent les autres. En fait, ils savent autrement, et du haut de leurs 100 ans (ou presque), les aînés observent ces changements.

Changement de modes de vie, transformation d'un territoire, espèces qui disparaissent ou qu'on ne cherche plus... Partir sur les traces de la mémoire de nos aînés m'a menée dans d'autres lieux, où il était difficile de reconnaître les cantons, les buttes et les champs environnants. Les lieux de cueillette demeuraient flous : flous parce que si loin dans la mémoire de la majorité d'entre eux et flous parce qu'aujourd'hui si différents. Le territoire a certainement changé au fil du temps, mais les aînés ne le parcourent pas autant que leurs aïeux. À les entendre, l'herbe jaune et le bouquet blanc ne poussent plus. Les grandes talles de tanaisie, cette dame de Grosse-Île les a perdues de vue :

> « *It used to grow in our field, by the brook, in Grosse-Île. Big beds of tansy. We used to pick it up and steep it out and drink it. Now the beds are all gone.* »

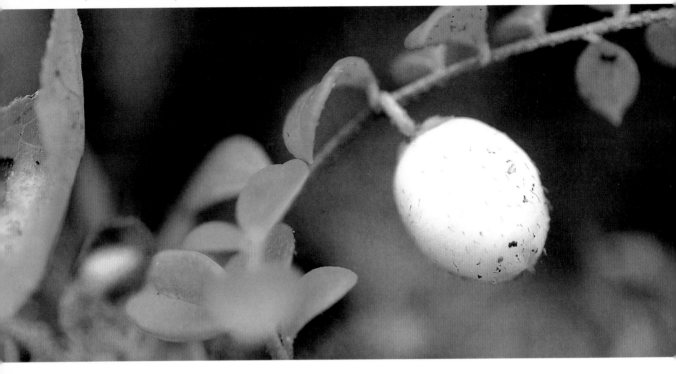

« Oh, I remember, a bunch of green grass, we used to call them sweeties and they were good!
I don't see them anymore. We ate the leaves, they were green. It grew wild I suppose, but now
everything is gone. »

Les petites feuilles rondes et grasses des sucrettes* (la chiogène hispide) que les gens s'amusaient
à manger, on les appelait *anisettes** ou *petit thé* (à ne pas confondre avec la *pomme de terre**, ou thé
des bois [la gaulthérie couchée], au goût similaire, mais aux petits fruits rouges). « Elles aussi ont
disparu », me dit une autre dame. Pourtant, moi, je les vois toujours en marchant dans les bois.
Je vois aussi la tanaisie bordant les champs du Grand Ruisseau, le baume lorgnant les étangs de
Boisville, et Mme Thérèse qui continue de fouiller la terre du Cap-Rouge de sa cuillère pour en
retirer les précieuses et amères racines orangées.

Les plantes sont donc toujours présentes, mais la perception de leur disparition n'est pas
saugrenue. Le paysage madelinot n'est plus celui du début du siècle. Des bois ont bel et bien été
coupés, des grands champs et pâturages ont été tondus et plusieurs endroits jadis sauvages sont
aujourd'hui habités. Et si on y trouve toujours les ingrédients de notre vieille pharmacopée, ils
sont certainement plus rares.

« Astheure, j'crois bien que l'harbe a tout étouffé. »

« Ben tout est coupé. I'passent la tondeuse par-dessus toute, i'reste pus grand-chose si on va s'promener. »

« Et dans l'terrain chez ma grand-mère, y'avait des feuilles vertes, des feuilles de plantain, des grand-feuilles, et quand quelqu'un s'faisait des trassillures* de pieds […]. Aujourd'hui, y'en a pus, le monde fait l'gazon… Mais moi je trouve ça assez beau des beaux grands gazons. »

Au fil des ans, l'environnement s'est modifié, le mode de vie s'est transformé et par là, la façon de prodiguer les soins.

« We used to have geese… and we used goose grease. And kerosene. A spoonful of it at night…
– Grease and kerosene?
– Yes, goose grease, but there are no geese now. »

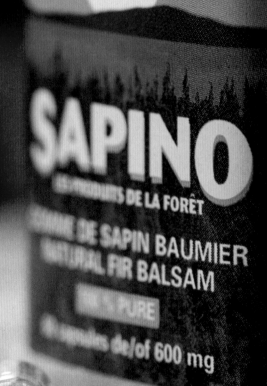

Mesu
N

Se

fo

154, On

(Que

SAPINO
LES COULEURS DE LA FORÊT

GOMME DE SAPIN BAUMIER
NATURAL FIR BALSAM

100 % PURE

capsules de/of 600 mg

Chapitre 5
La rencontre
des deux mondes

« Nous on va à l'urgence et i'nous donnent des antibiotiques. On s'soigne pas beaucoup. »

De la maison à l'hôpital

Au cours du dernier siècle, les Madelinots se sont peu à peu tournés vers l'hôpital, qui jadis ne servait qu'en fin de parcours, lorsque plus rien n'était possible. Au fil du temps, la responsabilité des soins a ainsi été transférée de la maisonnée vers l'extérieur. La recherche d'efficacité et de compétences certifiées, la facilité d'accès et surtout la confiance grandissante en la médecine officielle expliquent en partie ce passage. *« Astheure quand il y a pas d'cancer, i'font c'qu'i'veulent! »* nous disait une personne, ébahie par la capacité des médecins à guérir presque toutes les maladies. Les souvenirs de la peine liée à la mort d'un être cher – LA fois où le médecin avait été joint trop tard – encouragent aussi à consulter dès les premiers symptômes.

Nos aînés demeurent néanmoins conscients de la perte d'autonomie qui accompagne parfois ce changement d'attitude, cette nouvelle *accoutumance.*

> *« Pour les p'tits bobos, i'courent à l'hôpital. On espère on espère pendant des heures, juste pour un rhume! »*

> *« Y'a quand même des p'tites choses qui pourraient être faites dans les maisons. On n'a pas besoin d'aller toujours à l'hôpital. »*

> *« J'ai l'impression qu'on n'essaie pas grand-chose avant d'aller chez l'médecin.*

> *– Probablement qu'ils ont peur que ça marche pas… et i's'disent : "J'vais aller chez l'médecin et ça va aller plus vite." »*

Nos échanges m'ont aussi permis d'entrevoir le regard qu'ils posent sur les valeurs des jeunes générations – celles du travail, de la consommation, de la spiritualité et de la santé –, différentes des leurs à plusieurs égards. Sans médire, ils constatent le rythme effréné que la vie peut prendre.

> « *Aujourd'hui, y'ont tout c'qu'i'veulent, y'ont pas l'temps de penser à ça* [la maladie]*, comme y'ont pas l'temps de penser au reste. J'trouve qu'i'courent tout l'temps, i'prennent pus l'temps pour sortir, pour penser… I'vont pus à l'église. L'monde a pus l'temps.* »

> « *C'est pus d'la même façon. Avant les dimanches, i'travaillaient pas. En premier, y'auraient vu une personne travailler pis l'curé l'aurait arrêtée. Aujourd'hui, c'est normal travailler la fin de semaine.* »

> « *This is more convenient to buy medicines to the store. Everybody's got money now. Nobody's got cow anymore, people buy milk.* » *Tout le monde a de l'argent, dit-elle, alors il est plus pratique d'acheter les remèdes; plus personne n'a de vaches non plus, les gens achètent leur lait.*

> « *Le monde sont pus patients. Faut avoir du temps pour travailler dans l'jardin, cueillir tes affaires… et c'est pas comme ça qu'tu fais d'l'argent non plus.* »

À les entendre, les jeunes n'ont plus le temps d'être malades. Tout doit se faire vite et ce, bien au-delà de la sphère de la santé. Le temps de se recueillir n'est plus, et celui qui est consacré aux soins, réduit au minimum. On priorise ce qui agit rapidement; on cherche ce qui offre le moins d'inconvénients.

Métissage thérapeutique

Quand le sirop de grand thé, le Vicks et les vaccins s'entremêlent

Malgré l'adoption généralisée des produits de la médecine moderne, l'abandon des vieux remèdes et anciennes coutumes n'est pas complet. Les bandeaux de patates ont bel et bien été mis de côté, mais de nombreux sirops sont toujours fabriqués.

> « *Et avec vos enfants malades, c'était des médicaments ou les anciens remèdes?*
> – *I'prenoint les médicaments qu'i prenaient de l'hôpital. Dans c'temps-là j'prenais pus les médicaments que j'faisais… Ben, c'était rare quand y'attrapiont quequ'chose. Y'étaient pas dans la maison, y'étaient toujours partis dehors.*
> – *Et vos remèdes, vous les preniez pus du tout?*
> – *Le monde allait pus cueillir des feuilles dans c'temps-là. Le monde prenait pus d'vieux médicaments, à part la gomme de sapin.*
> – *Et les pilules de gomme de sapin que vous avez, c'est pour quoi?*
> – *C'est fou à dire, mais* […] *pour faire cicatriser. T'sais quelqu'un qui a des coupures, mon frère y'avait tout plein de coupures, et j'i ai toute nettoyé ça avec du peroxyde et j'i ai mis ça. Pour que ça r'prenne. Pis ça, tu peux même en prendre pour la toux, les bronchites ou j'sais pas quoi. J'les garde pour les coupures. Tu peux prendre ça pis c'est vite.* »

> « *Des oignons dans les bas! J'en ai mis aux enfants et j'en ai mis moi-même.*
> – *Nous, c'était le hareng.*
> – *Et aujourd'hui, si vous faites de la température, c'est les oignons, le hareng ou la Tylenol?*
> – *On prend la Tylenol, et quand ça fonctionne pas, on va s'chercher des antibiotiques. Mais pour la toux, j'ai mon sirop.* »

> « *Moi là pour l'hiver, j'veux à la maison du sirop de grand thé, du Vicks et de l'alcool, parce que l'hiver, y'a d'la grippe. Parlant de grippe* [se tournant vers son mari], *c'est la piqûre bientôt…* »

Ces propos illustrent bien la facilité qu'ont les aînés à se tourner vers l'une ou l'autre des pratiques, populaires ou médicales, sans se soucier du fossé qui parfois les sépare. Même s'ils semblent tous embrasser la médecine moderne et en reconnaître les bienfaits – les uns disent lui devoir la vie, les autres lui attribuent leur qualité de vie –, ils continuent très souvent de concocter leurs remèdes ou

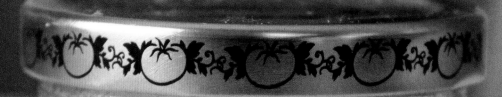

13 Janvier
2009
Sirop à la
Bière

y reviennent partiellement, après les avoir délaissés un temps. Il ne s'agit donc pas d'un itinéraire linéaire, de l'ancien vers le nouveau, mais d'un assemblage de savoirs et de références variés se côtoyant sans ordre particulier. C'est pourquoi on parle de métissage ou d'appartenance à plus d'un univers de soins.

Aussi ces univers tendaient-ils dans l'esprit des personnes rencontrées à s'assimiler les uns aux autres. Les familles ont notamment apparenté aux remèdes populaires des remèdes commerciaux apparus dans les années 1930 et dont la composition échappait aux particuliers : Vicks, Liniment Minard, mercurochrome, peroxyde, etc. Malgré leur origine pharmaceutique, ces produits évoquent aujourd'hui un usage traditionnel :

> « Y'a aussi s'frictionner les pieds avec du Vicks et ça, les médecins veulent pas en entendre parler. Mais moi j'le fais encore aux p'tits-enfants. »

> « Moi avec ma condition, c'est la pharmacienne qui a choisi le sirop, lequel a'm'donnait. Et j'ai continué de tousser pareil. J'avais pas pensé. Je r'garde dans ma pharmacie, et j'vois du Vicks. J'ai dit : "J'suis pas folle, j'vas m'en mettre." Et j'ai vraiment moins toussé. »

Il fut aussi un temps où les remèdes utilisés par les médecins se rapprochaient de ceux du reste de la population. Aux Îles, des mouches de moutarde étaient appliquées par les infirmières pour soulager les symptômes de la pneumonie, et des produits inusités étaient employés par les médecins pour soigner des fractures : « De la bourre, pour calfeutrer les bateaux, sur une jambe cassée… c'est un médecin de L'Étang-du-Nord qui utilisait ça. »

Les bons vieux remèdes

Certains aînés préfèrent toujours les remèdes populaires, qu'ils disent « plus naturels » et tout aussi efficaces. Quelques-uns sont également craintifs devant la liste d'ingrédients inconnus qui composent les remèdes commerciaux; d'autres disent devoir les éviter à cause d'allergies ou d'incompatibilité; d'autres encore ont été déçus par un médicament ou un traitement moderne.

> « Plutôt que d'aller chercher du sirop qu'on sait pas les ingrédients la moitié de c'qui a, j'aime autant m'en faire un à la maison. »

> « Le sirop à la bière… Mon fils, i'va chercher son sirop à la pharmacie et i'r'vient, ça fait rien. I'vient m'voir pour mon sirop à la bière. I'reste jamais avec pas d'sirop. »

Une dame de la communauté anglophone utilise toujours les *médecines* anciennes, pour ses jambes, ses pieds et ses genoux. Elle dit préférer les feuilles de chou aux aiguilles des médecins :

> « *Did you keep using old remedies?*
> – *Oh yeah, some of them. They were better than the doctor's medicines! Well for my legs, for my feet, I use old remedies, the cabbage leaves. And for my knees, they used a needle, but I prefer cabbage leaves.* »

Une autre dame rapporte que sa famille utilise toujours les cataplasmes d'avoine pour les rhumes et la mie de pain trempée dans le lait pour les abcès :

> « *I still use poultices when I have a boil. Yes, abscess. I do it on the stove, with milk and bread and put it on a cloth. It would dry out. That's from my mother. And my sister-in-law, when my brother has a cold, she will use oatmeal mixed with water, put on a chest. That's what she uses.* »

Les aînés évoquent également les risques liés à l'utilisation trop fréquente des antibiotiques, qui à leur avis deviennent inefficaces à long terme. Certains tentent le plus possible de les éviter, tout en valorisant des pratiques traditionnelles perçues comme inoffensives pour la santé.

> « *Ceux qui ont pas d'effet à ça* [en parlant des pratiques exemptes de risque pour la santé], *comme quand i'tousse trop, j'fais chauffer d'la mélasse et du poivre. C'est comme les rameaux dans nos maisons.* »

> « *Il faudrait pas qu'ça soit abandonné* [les anciens remèdes]. *Aujourd'hui ils nous donnent du chimique. J'ai plus confiance aux plantes que d'autres choses.* »

Malgré tout, la majorité des pratiques curatives recensées ont été abandonnées parce que trop exigeantes, trop risquées ou simplement dépassées par leurs équivalents modernes. Les pratiques préventives telle la purge ont été délaissées, mais l'usage de fortifiants est encore très populaire, parfois sous de nouvelles formes et appellations : on ne parle plus de tonique, mais plutôt de vitamines, de ginseng ou de germe de blé[1].

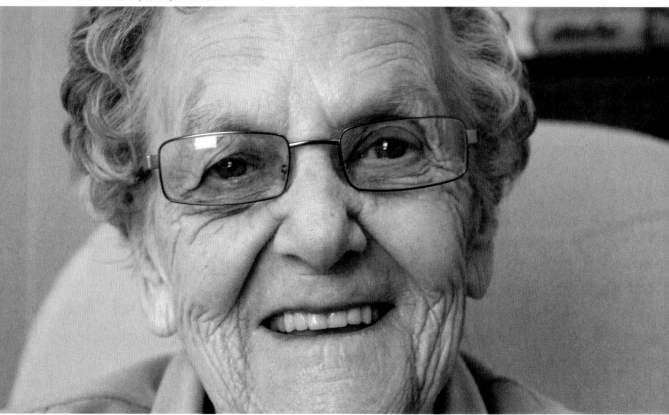

Une p'tite gêne

Les aînés se rappellent la réticence ou l'incrédulité des jeunes, des pharmaciens ou des médecins à l'égard de plusieurs pratiques traditionnelles. S'il en résulte une certaine gêne face aux autres, on continue d'y recourir malgré tout, mais plus discrètement et dans l'intimité de la sphère familiale.

« J'ai pas étudié ça, moi, la médecine... fa'que tu peux t'faire ramasser avec des affaires de même.
– Est-ce que c'est pour ça que vous en n'avez pas parlé [de vos remèdes maison]?
– Ça nous gênait, au niveau de ça a-ti d'l'allure, ça a-ti pas d'allure. Même si y'a des choses qui ont fait leurs preuves. »

« Dans c'temps-là, on avait moins d'études qu'aujourd'hui. Tu pouvais dire quequ'chose et on t'croyait. Aujourd'hui, tu dis quequ'chose à un enfant et i't'croira pas. I'commencent l'école à quatre ans et déjà i'en savent plus que nous autres. »

« Mais les jeunes d'astheure, on parlerait de nos remèdes et i'riraient de nous autres, i'nous diraient : "Êtes-vous tombés sur la tête?" Aujourd'hui, c'est la pharmacie direct. »

De pilule en pilule

« Les pilules et les pilules… Tu vas voir le médecin pour un mal, ça fait du bien pour ça, mais ça t'fait sortir un autre mal. Après c'est deux pilules à la place de une. Pis après c'est une troisième. En tout cas moi j'les haïs comme le djâble haït l'eau bénite! On a commencé à prendre bien trop d'remèdes! »

Le regard critique que portent l'ensemble des aînés sur certains aspects du système médical, qui tend selon eux à surmédicaliser ses patients, m'a étonnée. De les savoir même légèrement craintifs et réticents me troublait, puisque chacun signifiait si prestement combien la médecine l'avait aidé dans le passé ou combien il se savait choyé de ne pas souffrir autant que ses aïeux.

« Dans c'temps-là, là, c'était pas une vie, c'était une survie. Fallait survivre avec ça! »

« Nous autres, si on n'avait pas de médicaments, ça ferait longtemps qu'on serait morts! »

« Astheure i'donnent des pilules. C'est pour ça qu'on vit plus vieux, parce qu'i nous donnent des médicaments. Et une chance qu'on les a, et les chirurgies et toute. »

Cette grande reconnaissance s'accompagnait presque toujours de son envers, c'est-à-dire d'une indignation devant ce qu'ils considèrent comme un abus des compagnies pharmaceutiques et des médecins. *« Quand t'arrives à 60 ans, si tu t'défends pas, i't'bourrent de médicaments. La prévention. Pourquoi d'la prévention avec du chimique?! »*

La plupart ont constaté au cours du siècle une augmentation très nette du recours aux médicaments par les médecins. *« Avant, i'garrochaient pas des antibiotiques comme on fait astheure! »* Il semble toutefois que cette observation ait moins atteint leur confiance en la médecine qu'envers les personnes qui la gèrent.

« Est-ce que vous vous souvenez de l'arrivée de l'assurance maladie?

– C'est là qu'i'ont commencé à nous bourrer de médicaments. À nous fourrer royalement. Écoute, i'ont des parts dans tout ça. Si t'as un médicament, i'peut t'changer ça sans t'demander parce que ça 'i rapporte rien. »

« Astheure ça t'prend des pilules pour te coucher, des pilules pour te l'ver, des pilules pour faire pipi… Les médecins, j'suis sûre qu'y'en a qui ont un pourcentage là-d'dans… »

Les aînés se sentent de plus en plus dépendants du système de santé, ce qui contraste fortement avec les temps d'*en premier*, alors que la responsabilité des soins leur appartenait presque entièrement. Leur confiance est en partie minée par cette impression partagée d'une entente tacite entre médecins et pharmaciens, entente qui les tiendrait à l'écart des décisions. Paradoxalement, la déception ou l'indignation parfois ressenties s'accompagnent presque toujours d'une grande gratitude à l'endroit des avancées de la science médicale. Cela explique sans doute l'étalement et le métissage des pratiques chez les aînés.

Enfin, l'accès de plus en plus difficile aux médecins de famille encouragera selon certains une réappropriation des soins par la maisonnée. « *C'est sûr que la facilité a aidé à ça. À en venir à dire : "Pourquoi s'tracasser à s'demander qu'est-ce que j'pourrais faire, si y'a un médecin là?" Les premières années, c'était facile d'accès* […]. *Mais là on va être obligés de r'venir parce qu'on n'a pus de médecins!* » Une logique de non-choix cette fois : un retour motivé par la nécessité.

. . . .

1   Francine Saillant, « Femmes, soins domestiques et espace thérapeutique », *Anthropologie et Sociétés*, vol. 23, nº 2, 1999.

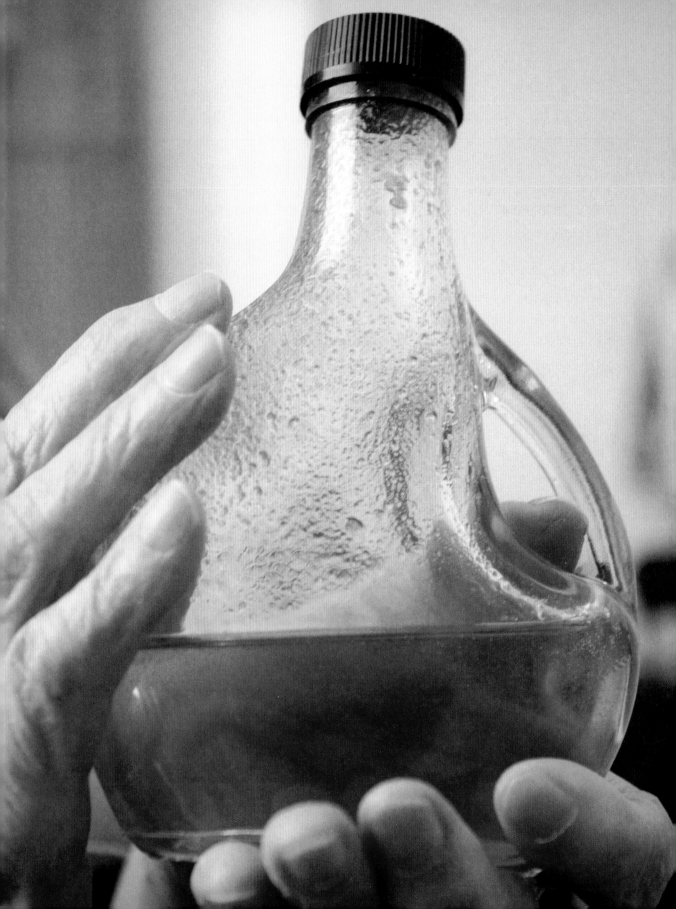

Chapitre 6
Les maux et leurs remèdes, le répertoire

L'ensemble des maux, maladies, inconforts ou autres problèmes liés à la santé sont présentés dans les pages qui suivent selon une classification qui n'a rien d'officiel. Nous les regroupons selon leur type ou selon la partie du corps affectée, en faisant référence parfois aux symptômes, parfois à la maladie proprement dite, parfois à leur cause. Nous nous fions au parler des aînés pour chacun des termes, les moins communs étant définis dans le glossaire à la fin du livre. Au sein de leur catégorie, les maux sont classés en ordre alphabétique, et l'index, à la fin de l'ouvrage, pourra faciliter la consultation. Enfin, pour chacun des maux, nous présentons les remèdes en commençant par les plus fréquemment mentionnés par les aînés et en poursuivant avec ceux qui ne l'ont été que par quelques personnes. Lorsqu'une distinction notable apparaît entre les communautés anglophones et francophones, nous la soulignons.

Les petits onguents maison ne semblent pas avoir fait partie des savoirs transmis par les Madelinots. Qu'il s'agisse de bouquet blanc, de tanaisie, d'herbe jaune ou de grand thé, les remèdes se préparaient de façon relativement semblable, en infusion, en décoction et en sirop. On parle davantage d'infusions*, bien que la préparation de ces dernières corresponde parfois à celle de décoctions. L'infusion est une eau bouillante dans laquelle on met une herbe, fraîche ou séchée, qu'on laisse tremper entre 5 et 10 minutes, tel un thé. On emploie généralement ce procédé avec les fleurs, les herbes et les feuillages. La décoction sert pour sa part à extraire les principes actifs des racines, de l'écorce, des tiges et des fruits, qu'on laisse bouillir une vingtaine de minutes, ou jusqu'à ce que la couleur désirée soit obtenue[1].

Certains mélanges de produits et aliments étaient pris directement à la cuillère. Les autres remèdes étaient appliqués sur la peau, les mots *cataplasmes, mouches, cataplâmes* et *emplâtres* étant quasi interchangeables dans le langage madelinot. Pour ce faire, on mélangeait le feuillage (bouilli ou non) ou l'aliment à un corps gras, y ajoutant parfois un peu de farine, pour ensuite étendre le mélange directement sur l'endroit endolori, ou sur de petites flanelles pour éviter les brûlures. À chaque famille sa recette!

Blessures

Brûlures

Plusieurs soins apportés en cas de brûlure l'étaient d'abord pour soulager la douleur immédiate. Empêcher l'air de toucher la chair vive allait de soi pour faire taire le mal. Or, de nombreuses personnes, en même temps qu'elles décrivaient leurs vieux remèdes, spécifiaient qu'ils ont depuis été fortement déconseillés par les infirmières et les médecins. D'abord parce que certaines substances utilisées augmentaient le risque d'infection, mais aussi parce qu'il devenait plus difficile (et douloureux) de nettoyer la plaie par la suite. Ainsi, de la bouche des aînés eux-mêmes étaient déconseillés les dentifrices et les corps gras jadis recommandés.

1. Mettre du lard, du beurre ou du saindoux sur la brûlure.
Certains mettaient même de l'huile de foie de morue.

> « Et pour les brûlures, quand quelqu'un se brûlait, elle nous mettait du beurre, du beurre pour arrêter le feu d'su'les brûlures. C'est vrai, avant ils faisaient ça et astheure i'disent de pas faire ça. »

2. Faire couler de l'eau froide sur la brûlure.

3. Appliquer de la pâte à dents* directement sur la peau brûlée.

> « Y'avait aussi la pâte à dents, on étendait ça su'la brûlure et après ça guérissait bien, ça enlevait l'feu. En couches minces, pas en couches épaisses. »

4. Faire couler de l'eau de chaux (dite *eau d'achaux*) et saupoudrer de poudre minérale (pour bébé). D'autres y rajoutaient un peu d'huile d'olive.

> « Et les brûlures avec l'eau bouillante, échaudée, ils mettaient de l'eau d'achaux, qui avait été éteint, avec de l'eau dedans, ils prenaient l'eau de l'achaux, ils la mettaient dans un pot, une bouteille, et i'mettiont ça là-dessus, avec un linge. Même Nicole, ici, j'avais mis un plat de pommes à bouillir sur le poêle […]. Elle a été mettre la main su'l'battant d'la table et toute l'eau s'est renversée. Elle s'est brûlé toute la jambe, toute brûlée […]. On a fait d'mander le docteur, le docteur Arsenault, y'est venu ici, il a tout mis de la crème su'la jambe, il l'a tout entourée d'un linge… J'sais pas la façon de crème qu'y'avait mis sur la jambe. Mais le lendemain matin quand j'ai venu à voir ça, elle avait la jambe ampoulée, des ampoules d'eau à la grandeur. Toute la

jambe ampoulée. J'ai dit : "A'restera pas de même…" Ça fait qu'j'ai pris une aiguille et je l'ai échaudée. Pis j'ai percé ça pis avec un plat en dessous. Le plat était plein d'eau. Toute l'eau qui était dans les enflures, dans les ampoules! Pis j'ai dit à mon mari, va chercher de l'eau d'achaux, pis couchée dans le lit, je l'ai pris avec l'eau d'achaux et d'la poudre Johnson. Je frottais pas, je faisais juste toucher. Pis pas de linge dessus du tout pas rien. Pis quand ça séchait, je mettais de la poudre Johnson. Ben dans un 15 jours elle était guérie, tu connais pas la marque yoùs que c'est qu'elle a été brûlée! Si elle avait été à l'hôpital, je pense qu'elle aurait perdu la jambe. »

5. Mettre de l'essence de vanille.

6. Faire une pâte avec du soda à pâte* et de l'eau et l'appliquer sur la brûlure.

    « De la pâte à dents, mais m'semble qu'y'avait quelque chose avant, c'était-ti pas de la corn starch? Du machine, du soda à pâte. Oui c'est ça, avec un peu d'eau, on mettait ça là-d'ssus ça faisait comme une pâte. »*

7. Saupoudrer de la fécule de maïs sur la brûlure.

8. Trancher des champignons et les déposer sur la peau. Changer les tranches quand la douleur a diminué. Un remède unique, de L'Île-d'Entrée.

9. Appliquer de la vaseline sur la brûlure.

10. Dans l'idée de combattre le mal par le mal, mettre la brûlure très près d'une autre source de chaleur pour que le « feu de la peau » s'en aille.

    « Moi les brûlures, j'me rappelle, c'était l'inverse d'aujourd'hui. Aujourd'hui si tu t'brûles, ils disent de mettre du froid, de l'eau froide. Moi j'me rappelle, maman, et c'était pas pour nous faire repentir, si on se brûlait, il fallait mettre la main au d'ssus de la chaleur. Ça chauffait, mais ça a l'air que ça enlevait le feu. Ça enlevait la brûlure. Elle nous faisait mettre la main au-d'ssus d'la chaleur, au-dessus du poêle. »

11. Couper une feuille d'aloès et mettre la gelée sur la brûlure. Pratique un peu plus récente chez les Madelinots.

Cassures

Les cassures d'un membre étaient souvent considérées comme un mal assez grave pour recourir au médecin, lorsqu'il y en avait un.

1. Immobiliser la jambe, préalablement enduite de bourre.

« J'me suis cassé la jambe à 10 ans. Y'avait pas d'hôpital aux Îles. Y'avait un médecin qui faisait le tour de la paroisse. Le docteur Guimond. Il est venu chez nous, il avait d'la bourre, pour réparer les bateaux. Y'appelaient ça de la bourre. L'étoupe, c'était la blanche, l'autre, c'était la bourre, la jaune. Dans la jaune, y'avait un stuff, quequ'chose, c'était fort. Ça sentait le fort. Il m'a arrangé la jambe avec ça, il m'a strappé la jambe avec ça, bien serré, avec un linge blanc, et j'ai été trois mois dans le divan avec la jambe droite. Quand j'ai commencé à marcher, c'est mon oncle qui m'avait fait des béquilles, qu'y'avait fait avec des branches de sapin dans l'bois. Il avait enlevé la pelure qu'y'avait dans le sapin, et il avait mis du linge en-d'ssous des bras. J'ai commencé à marcher avec ça, pis j'me suis plus aperçu du mal, j'sais même plus quelle jambe que c'est. »

2. Faire un cataplasme d'argile et le renouveler pendant quelques jours.

« La terre glaise, à la pharmacie on achète ça... Moi je n'avais jamais entendu parler d'ça et pis j'en avais pas confiance. Je m'étais presque cassé le pied, et le méd'cin m'a dit, on t'mettra pas de plâtre, mais mets pas ton pied par terre. Y'a une femme âgée, elle est v'nue chez nous et elle m'a dit de m'faire un cataplasme, avec d'la terre, l'argile, t'sais ça vient dur après. Et quand tu vas sentir que c'est dur après, tu l'changes. J'ai fait ça pendant trois jours et c'est pas des farces, le méd'cin en r'venait pas. Après ça, il a dit ton pied est bien, j'ai marché, alors là j'ai beaucoup confiance. »

3. Faire un cataplasme avec du savon jaune et de la farine : râper le pain de savon et le mettre dans de l'eau, rajouter la farine de façon à former une pâte épaisse. Mettre entre deux linges.

« Moi j'me suis cassé le bras, j'ai tombé su'l'coin d'une armoire et j'ai cassé mon bras comme ça ici. J'avais six ans, mais j'm'en rappelle. C'était tout plié. Ça fait que c'est ma grand-mère Jomphe, à deux pas d'chez nous, elle m'a fait un plâtre avec du savon jaune. J'suis restée marquée pareil, parce que j'ai la jointure toute brisée. J'ai vraiment l'os sorti, j'ai resté marquée. Elle m'a *fait un plâtre et j'ai eu ça 40 jours sur le bras. J'me souviens qu'elle avait mis du savon jaune, d'la*

farine, elle avait fait ça su'l'poêle. Elle avait mis ça sur un coton, elle m'a enveloppé

le bras comme il faut, ça collait si tu veux savoir. Et j'ai eu ça 40 jours su'le bras. Pis

quand i'm'ont enlevé ça après 40 jours, c'est venu qu'mon bras était r'dressé! »

4.   Appliquer un hareng salé et un morceau de flanelle, et immobiliser.

Coupures, plaies et autres blessures

1.   Aller chercher la gomme de sapin, la gomme de bois, directement sur l'arbre, en perçant les petites bulles dans l'écorce à l'aide d'un couteau, et appliquer sur la plaie. C'est le remède favori des aînés.

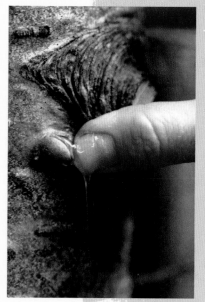

Gomme de sapin

« J'me rappelle, mon beau-père s'était tapé avec un morceau d'bois,

et je voulais aller avec lui à l'hôpital. J'ai dit : "Venez-vous-en, on va

aller ensemble", i's'était fendu! Lui i'voulait pas, il est allé chercher sa

gomme et il s'est tout mis ça comme il faut. Il a tout collé ça et au bout

d'une semaine, ça a guéri. Tout bien guéri, une belle cicatrice. Moi j'tais

sûre qu'on allait s'ramasser à l'hôpital plein d'infection pis toute. La

gomme de sapin a des vertus bien particulières… J'en r'venais pas. »

« Quand on s'faisait des coupures su'les mains, on allait dans l'bois

et on allait lever les boules de gomme de sapin, on mettait la gomme

su'la coupure, ça guérissait tout d'suite. Il n'y avait pas de médicament

meilleur que la gomme de sapin.

– Le faites-vous encore aujourd'hui?

– Ben oui, j'en ai ici.

– Ah oui!?

– Mais c'est pas... c'est des pilules de gomme qui s'vendent comme ça. Des gélules. »

2.   Mettre du sel d'Epsom*, de l'iode, du peroxyde ou du mercurochrome, et bander la plaie.

3.   Appliquer du suif de mouton tiède directement sur la coupure.

« Moi je m'ai coupé le pied quand j'avais 12 ans là. Ben la marque paraît encore une miette là.

Pis pour finir il a guéri ça avec de l'huile, avec du suif de mouton. Pas chaude là. Quand c'était tiède un peu. Y'en mettait là une coupelle, y'a personne qui était contre ça, si y'avait pas ça, ça restait ouvert hein. »

4. Mettre du fiel* sur la coupure, généralement celui de porc.

« C'était des affaires dans des animaux. Le fiel, on dit l'fiel. C'était assez bon, j'sais pas c'est quoi. C'était fort par exemple. Y'appelaient ça du fiel. J'en avais chez nous chez papa. Si on s'coupait, i'nous mettait ça, pour nous désinfecter c'était bon. Mais on n'en avait pas tous les minutes, c'était rare. Ça sentait pas bon. »

5. Pour les petites coupures de rasoir, pour arrêter le saignement, mettre une pincée d'alun.

6. Mettre un peu de farine sur la coupure pour faire cesser le saignement (ce que détestait Mme Robina qui, comme infirmière, finissait par devoir nettoyer le tout). Les pêcheurs se servaient régulièrement de cette méthode pour arrêter les saignements le temps de regagner la rive.

« Oh God I used to hate that! Pack it with flour. It stops the bleeding but then you have to get this cleaned off before you can do anything with it. »

7. Sur une petite coupure, mettre de l'extrait de vanille.

« Pour un enfant qui saigne un peu, tu mets d'la vanille… Quand ils sont au désespoir parce que ça saigne un petit peu.
– D'la vraie ou d'l'essence artificielle?
– Une ou l'autre j'imagine, pour moi, c'est l'alcool qui agit. »

8. Panser la plaie avec un coton chauffé.

« Nous c'était un coton su'l'poêle, chauffé, qu'on mettait. On avait un bobo, des plasters, on n'en avait pas. Maman a'prenait du coton, le mettait su'l'poêle jusqu'à ce qu'i'devienne brun brun. Pis on mettait ça pour pas qu'ça colle quand on avait un bobo. »

9. Laisser dissoudre une aspirine directement sur la plaie, pour soulager la douleur.

10. Enduire de fiel de morue.

11. Une dame me parle du fiel de morue, utilisé par les pêcheurs en mer pour les coupures. Les autres participants paraissent surpris. Du fiel de cochon, de bœuf, oui, mais de morue? Ils sont sceptiques. Pourtant la dame revérifie avec son mari pêcheur… et c'était bien la morue dont on parlait. « Lorsqu'une morue était à bord, on n'avait pas de problème », lui disait-on.

Échardes (écharpes)

1. Faire chauffer de la gomme de sapin et mettre sur l'écharde. Entourer d'une gaze.

   « I'mettaient ça et le lend'main, l'écharde est sortie. »

   « Oui. Si tu as une écharpe ou n'importe quoi, ça va aller chercher ça. Moi j'en ai toujours dans le frigidaire. Tu la grattes, sur l'arbre, juste la gomme.
   – Dans le frigidaire?
   – Oui, et on met ça dans un p'tit pot, un pot à pilules… et quand quelqu'un a une écharde, on met ça. On prend d'la gomme de sapin, on la fait chauffer, sur des couteaux. Ça fait pas d'bien aux couteaux par exemple. Tu l'entoures, tu mets un gaze… T'attends pas qu'ça vienne dur… ce qui fait l'effet, c'est quand e'est chaude… »

2. Faire bouillir du lait, mélanger avec du gingembre moulu et en imbiber la mie de pain. Mettre sur l'écharde et recouvrir d'un pansement.

   « Pour une écharpe, avec du lait chaud et… du gingembre, sur de la mie de pain… Tu mets ça, tu fais un cataplasme avec ça et le lend'main, c'est supposé être parti. »

3. Placer un oignon cru sur l'écharde.

   « Ça vient comme absorber. »

4. Mettre du fiel de cochon.

   « Nous, même une fois que j'ai été mariée, quand on abattait un porc, on gardait toujours le fiel. Le gras, c'était pour cuisiner, mais le fiel, on l'gardait, dans une p'tite bouteille. Pour l'infection, de quoi qui sortait du pus, ou une écharpe, pour la faire sortir. »

Douleurs musculaires

Crampes abdominales ou points

1. S'arrêter sur le bord du chemin, prendre une petite roche, cracher dessus, pour ensuite la remettre à sa place. D'autres y traçaient un petit signe de croix avant de la déposer.

   « Pis ça marchait probablement parce qu'on se reposait. J'pense pas qu'la pierre était magique de même!

   – Oui, moi j'me souviens d'la roche… mais j'étais pas très pieuse, j'faisais pas d'signe de croix. On s'baissait, on ramassait la pierre, ça d'vait nous passer quand on se r'levait. Et c'était pas toujours efficace.

   – Peut-être bien que c'est parce que t'oubliais d'faire un signe de croix! »

Crampes aux jambes ou mauvaise circulation sanguine

1. Installer une barre de savon Ivory sous les draps, dans le lit.

   « Ha ha! Y'en a un ici, dans mon lit. Moi j'avais des crampes dans les jambes, j'voulais mourir… Chaque savon doit avoir quequ'chose dedans. »

   « Faut l'changer d'temps en temps, moi j'ai eu ça pendant un an. Mais y'a un gars chez nous qui a dit qu'il avait essayé avec un pain Dove. Eh bien le mal de jambes a pas pris. »

2. Placer les souliers ou pantoufles à l'envers au pied du lit (le sens peut varier).

   « Ah ben moi, c'est c'que j'fais. J'mets mes souliers comme ça. Tout l'temps, tous les soirs, une pantoufle par là et l'autre par là. Et ça c'est vrai parce qu'avant, vous auriez dû me voir. J'me levais pis c'était de l'eau chaude et j'tais dans le transport. L'eau le plus chaude que j'pouvais m'endurer. Derrière la cuisse, ça ça fait mal. Alors moi les pantoufles… »

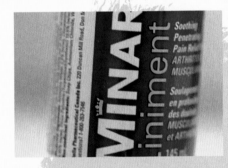

Les ingrédients du Liniment Minard

1) Le camphre, un analgésique naturel fait à partir du camphrier (ou *arbre à camphre*). Il stimule les terminaisons nerveuses de la peau, produisant un engourdissement là où on l'applique. Soulage la douleur et l'inconfort des muscles et des articulations;

2) L'eau ammoniacale, une substance alcaline qui aide à soulager les sensations de brûlure;

3) La térébenthine médicinale, un produit de la distillation de l'huile de pin. Cet anti-irritant produit une légère réaction inflammatoire lorsqu'on l'applique. Analgésique et stimulant la circulation.

3. S'étirer les muscles, en se levant sur les orteils, ou porter des bas de laine. « *De la vraie laine* », spécifie-t-on.

4. Se frictionner avec du Liniment Minard, une lotion bien populaire à base de camphre, d'ammoniaque et de térébenthine médicinale.

5. Se faire tremper les pieds dans l'eau de mer (une eau froide et salée). Le traitement aide à soulager l'inconfort causé par les veines varices.

   « Mon grand-père Cyrice, il allait chercher l'eau salée, il amenait son p'tit scieau et il se faisait tremper les pieds là-d'dans, pour son mal de jambes. »

6. Mettre un fer à cheval sous le matelas, « *pour les crampes dans les pieds* ».

7. Chez les anglophones, on n'a que vaguement entendu parler des savons… et on préfère s'étendre et soulever les jambes, se les enduire d'iode foncé (« *black iodine* ») ou encore se les frotter avec de la graisse pour les chevaux.

   « Yes, and horse liniment too. You know, the brown thing for horses. We used to rub that on if you had a sore leg. »

Mal de reins ou mal de dos

1. Prendre les petites pilules Dodd's, « *pour le mal de reins* ». Ce que ces dernières contenaient, nul ne le sait vraiment. Une chose est certaine, elles étaient rouges, et efficaces!

Les pilules Dodd's

D'intensives campagnes publicitaires pendant quelques décennies ont réussi à faire des pilules Dodd's un remède de la tradition populaire aux Îles et ailleurs. Dès 1900, on pouvait lire dans différents journaux et magazines que ces petits comprimés rouges étaient efficaces contre les rhumatismes, les lumbagos, les faiblesses chez les femmes, les maux de dos, le diabète et les troubles sanguins, comme l'ont répété les aînés rencontrés. Les composants de ces pilules diffèrent selon les sources. On parle d'une part de nitrate de potassium, de savon, de paraffine, de curcuma et de résine, et d'autre part de nitrate de potassium, de fenugrec, de résine de pin et de genévrier[2].

2. Faire bouillir des racines de chiendent (cette graminée qui envahissait les jardins, au grand dam de bien des gens). Filtrer et boire.

   « On le j'tait plutôt, on l'haïssait assez quand il était dans le jardin. C'était du mauvais herbe.

   – Moi mon mari en prenait pour le mal de reins, ça lui faisait.

   – Qu'est-ce qu'il faisait?

   – J'sais pas. Lui ça lui a fait du bien. Il a fait bouillir ça. I'mettait ça dans un chaudron, il faisait bouillir ça… »

   « La racine du chiendent pour les mals de reins. Faire bouillir les racines et boire. C't'un remède qui vient des médecins! »

3. Appliquer une mouche de moutarde, un cataplasme, à l'endroit endolori. Mélanger de la moutarde sèche avec de la farine et un corps gras, étendre sur un linge et laisser une quinzaine de minutes, ou jusqu'à ce que la chaleur soit insupportable.

   « *Les emplâtres de moutarde c'était pour le mal de dos, maman en faisait à papa.* »

4. Frotter le dos avec du Liniment Minard, chauffé ou non.

5. Boire une infusion de tanaisie.

6. Boire une décoction de genévrier. Utiliser les branches et les petits fruits, fraîchement cueillis ou séchés.

7. Faire des cataplasmes avec de la gomme de sapin. La gomme de sapin contient en effet une térébenthine médicinale[3] utilisée anciennement pour soulager des douleurs musculaires.

   « *Et pour le mal de reins, on allait chercher d'la gomme de sapin et on faisait des cataplâmes avec ça. Ça soulageait.*

   – Dans les petites boules? Ça d'vait en prendre pour vous couvrir le dos!

   – Oui oui, on faisait des cataplâmes avec ça. »

8. Faire chauffer un bardeau de cèdre sur le poêle pour ensuite le déposer sur le dos.

9. Se coucher sur un lit de fougères. Malheureusement, il nous a été impossible de déterminer de quelle fougère il s'agissait. Plus d'une espèce tapisse les forêts madeliniennes.

   « *Ah! Y'avait d'la fougère en herbe là. Des herbages là. Ça c'était bon pour le mal de rein. Y'en a un par chez nous, y'avait toujours mal aux reins. I'se couchait là-dessus. J'sais pas si i'mettait ça dans un matelas, de quoi d'même. Ça a l'air que c'était bon par chez nous…* »

10. Appliquer des sirouanes sur la peau. Il s'agit de petites feuilles collantes, achetées en pharmacie (et donc plus récentes), qui faisaient de la chaleur à l'endroit où elles étaient déposées.

Les usages médicinaux de la **térébenthine** sont connus. Substance distillée à partir de la gomme de divers conifères (sapin baumier, pin laricio, pin sylvestre, etc.), la térébenthine médicinale n'a toutefois rien à voir avec la térébenthine vendue en quincaillerie qui, elle, est toxique[4]. Or, si on apprend, avec le *Dictionnaire des régionalismes des îles de la Madeleine*, que les Madelinots disaient indifféremment *térébenthine, tourmentine, esprit de tourmentine* ou *turpentyne* pour nommer la gomme de sapin par analogie avec la résine des conifères utilisée dans la fabrication de l'essence, il nous est impossible d'affirmer avec certitude que les remèdes présentés ici font référence à la variante médicinale. Les aînés rencontrés ont plutôt l'impression que leurs aïeux utilisaient la variante toxique, sans toutefois en être certains.

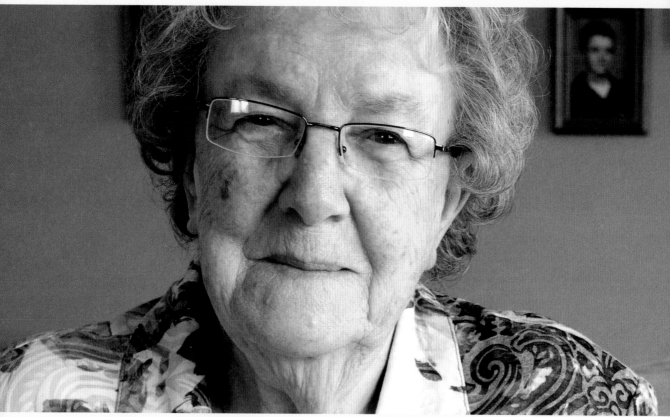

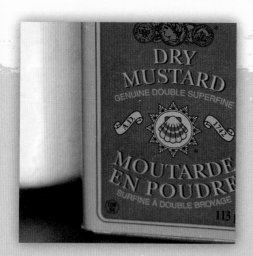

Le livre *Médecine traditionnelle en Acadie*[5] nous apprend que le terme **mouche de moutarde** a vraisemblablement été adopté en raison du fait que la moutarde « pique comme une mouche » dès qu'on l'applique sur la peau. En ancien français, poursuit l'auteure, les mouches désignaient tous les insectes volants, y compris les guêpes, les taons et les abeilles. La mouche – cataplasme – est bien présente dans le langage madelinot, bien que ce mot ne s'applique qu'à la moutarde. Les autres produits utilisés prennent le nom de cataplâmes, cataplasmes ou emplâtres.

83

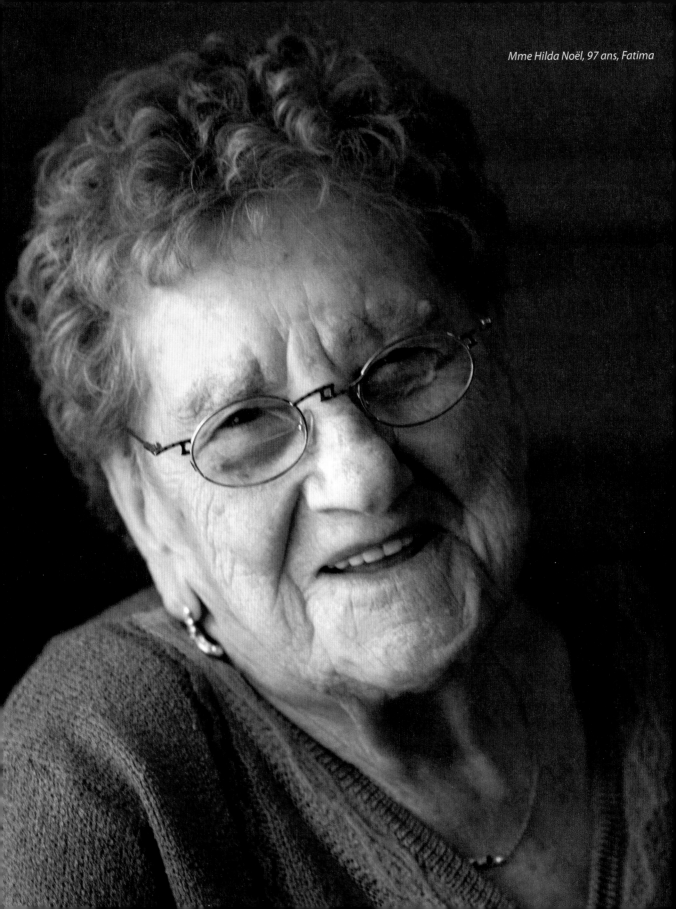

Mme Hilda Noël, 97 ans, Fatima

Infections (avec pus)

Furoncles ou abcès (froncles)

« *Y'en a qui appelaient ça des purons.*

– Ça c'était plus petit.

– C'était des purons et quand ça v'nait plus gros, y'appelaient ça des furoncles. »

Le furoncle est une infection de la peau causée par un staphylocoque. Il a l'apparence d'un gros bouton, entouré d'une inflammation rougeâtre et est, apparemment, très douloureux. Plusieurs nous parlent de la mèche qui se trouve à l'intérieur, que sœur Marguerite nomme le bourbillon. Il semble que ces *froncles* aient été très communs dans le passé, peut-être en raison du manque d'« *ascepticie* » (asepsie) suggèrent certains, et surtout chez les pêcheurs, comme nous l'explique Sherry :

« … *À cause des gants utilisés pour la pêche. Les femmes leur tricotaient des gants de laine pis les arrêtes de poissons pouvaient passer à travers. Les mains étaient pas juste plus souvent blessées, y'avait l'humidité aussi, qui faisait des problèmes de peau. En prévention, i's'faisaient tremper les mains dans d'l'eau chaude pis y'ajoutaient deux cuillerées à table d'eau de Javel.* »

Plusieurs nous parlent aussi des manches de manteaux que les pêcheurs portaient, serrées et caoutchoutées aux poignets. Abcès et furoncles s'y formaient, mais on savait y remédier.

1. Faire un cataplasme de plantain. Appliquer une feuille de plantain hachée et mélangée avec un corps gras, généralement du saindoux (mais aussi du lard ou du beurre) et parfois de la farine. Ce remède est connu de tous dans la communauté francophone.

2. Un second remède tout aussi répandu : la mie de pain trempée dans le lait, appliquée sur l'abcès. « *Un cataplâme!* » nous dit-on. Renouveler le mélange deux ou trois fois par jour.

3. Ajouter du savon jaune à ce mélange de pain et de lait. Si tous ne s'entendent pas sur la marque de savon, Sunlight ou autre, tous s'accordent sur sa couleur ainsi que sa forme (en pain) et en reconnaissent les bienfaits.

« Pour des froncles, y'avait pas mal d'affaires. J'me rappelle que ma mère prenait du pain, du lait et du savon jaune. Mais pas le savon Sunlight. Pis elle faisait ça, un petit morceau, elle mettait ça, c'était bon. »

4. Ouvrir un raisin sec et mettre sur la plaie.

    « Mais pour un furoncle, prends un raisin, c'est vraiment efficace. Tu prends ça, tu l'coupes en deux, et tu mets ça su'ta plaie. I'râle i'râle, et i'double de volume. »

    Mme Hilda avait entendu dire que les raisins devaient être mangés, plutôt que mis sur l'abcès, mais nous n'avons pu savoir si les raisins devaient alors être secs ou frais.

5. Placer un morceau d'oignon sur le furoncle, pour *« aller chercher ce qu'il y a dedans »*.

6. Faire couler sur le furoncle de l'urine fraîche, c'est-à-dire encore chaude!

    « Il urinait sur ses poignets pour les furoncles! »

Les remèdes suivants nous sont venus des participants anglophones uniquement :

7. Mélanger un peu d'eau de mer, de la mélasse et de l'iode foncé. Boire quelques fois par jour.

    « For boils on your arm, you take salt water from the sea and mix it with dark iodine and molasses and drink it a few times a day and your boils will get better. »

8. Badigeonner d'iode, comme le lui avait appris le docteur à l'époque.

    « It was the doctor, in Grindstone. One time I had a big boil, he took a machine and cut and cut, and then he put iodine. He got his wife to put her arms around me and then he split it, no freezing, and then iodine. Oh I had pain! »

9. Mettre un morceau de porc salé, tenu en place par un pansement.

Panaris

Semblable au furoncle, le panaris est une infection qui se forme sur un doigt, souvent à la base de l'ongle. Le remède proposé est l'application d'une pâte formée de lait bouilli et de mie de pain. Si l'anecdote qui suit commence bel et bien par un panaris, nous hésiterions à présenter le traitement que Mme Élisa s'inflige comme un recours commun. Il dénote plutôt une grande débrouillardise, du courage, et quelques connaissances de base en matière de soins.

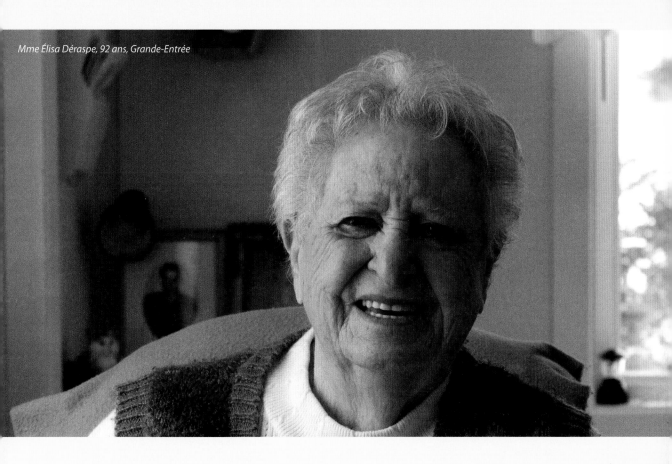

« Les penéris, j'en ai eu su'le doigt. Ça a commencé au mois de novembre, pis c'est parti au mois d'avril. J'ai passé l'hiver, j'avais à peu près 10 ans… Ça guérissait pas. J'ai pris l'mouchoir, j'ai mis ça su'l'doigt et j'ai tiré. J'ai arraché l'os du bout du doigt. Une fois qu'j'ai eu arraché l'os, parce que l'os était tout sorti et il était tout rongé, dans l'boute, il était tout rongé, à force d'avoir du pus là-dedans. Ah mon Djieu! Le sang a r'volé… J'tais pas jeune, j'avais 9-10 ans. J'ai pris la boîte de soda, j'ai mis le soda là-d'dans et j'me suis enveloppé le doigt comme i'faut.

– Le soda pour arrêter le sang [explique sa fille Émilie].

– Pis là j'ai pris des gants et j'm'ai habillée, pis tout autour d'la maison, y'avait des petits arbres là, et des feuilles de framboise, y'en avait, j'aurais pu en ramasser un sieau! Pis j'ai cassé des feuilles de framboise, j'en avais un plein sac. J'en ai mis une pelle à bouillir. J'ai tout fait ça, ma mère, a'dormait. La première eau, c'était foncé comme un thé. J'ai j'té la première eau et la deuxième eau, là j'ai pris les feuilles, elles étiont cuites les feuilles de framboise. Là j'en ai pris, j'ai mis un linge, attaché la corde après ça, pis j'ai laissé ça d'même. Pis j'ai guéri avec ça. On voit encore la marque. C'est drôle, l'ongle a poussé pareil. »

Infections parasitaires ou à champignons

Gale (gratelle)

Bien que les symptômes de la gale consistent en des éruptions cutanées et de vives démangeaisons, cette maladie est causée par un parasite qui se faufile sous la peau. Ces petites bestioles ont su s'adapter au fil du temps et sont toujours susceptibles de nous embêter, comme elles le faisaient il y a plus de 60 ans.

Le soufre semble être largement reconnu comme produit pouvant combattre cette invasion parasitaire. « *Pour changer l'sang. Ça purifiait le sang et c'est comme ça qu'on s'en débarrassait.* » La façon de l'utiliser différait toutefois d'une famille à l'autre, alors que tous étaient conscients de la facilité de la contagion. « *Ça se donnait la gale. Y'en a qui se faisaient appeler les brebis galeuses!* »

1. Mélanger du soufre à du lard, ou du saindoux, et s'enduire le corps de ce mélange pendant neuf jours consécutifs.

    « *Tu faisais ça neuf jours de temps, pis après il fallait mettre tout son linge au feu. Ah oui! Il fallait que tout soit lavé, tout c'que les enfants avaient porté. C'était pas un cadeau.* »

2. Manger une cuillerée à thé de soufre et de mélasse, pendant neuf jours.

    « *Y'avait-il beaucoup de gale?*
    – Ah ça ça a v'nu populaire! Ça s'donnait ça. Parce que moi, chez nous, j'm'en souviens. Chez nous on l'a pogné. Chez nous y'avait une fille qui allait à l'école, e'était plus vieille que moi. Pis elle était v'nue chez nous, elle couchait avec ma sœur. Pis elle en avait. C'était dit, c'était dit chez eux qu'c'était des galeux. C'était des galeux. Par là, qu'y'avait une couple de familles là c'était des galeux. On appelait ça des galeux. Pis elle était venue coucher par chez nous pis pas longtemps après, ça commençait à v'nir, pis là qu'ça vient, pis sais-tu c'qu'on faisait pour ça? On prenait du soufre, une neuvaine* de soufre, du soufre dans d'la mélasse. Après on prenait d'la poudre à fusil, on faisait bouillir pis on faisait un onguent avec ça, pis on s'mettait ça partout. On v'nait les jambes noires pis l'corps noir pareil comme un nègre… »

3. Appliquer un onguent, celui-là produit à base de poudre à fusil bouillie dans l'eau.

> « … C'était d'la poudre qu'i'mettent dans les fusils là. Une cartouche là. Tu la faisais bouillir,
> pis l'jus d'ça là, le jus là. C'était le monde qui avait enseigné ça. J'sais pas comment ç'fait. Y'a
> ben du monde qui est venu au monde en avant d'nous. Y'avait toutes sortes de patentes qui
> sortaient de t'ça. Pis ça tu t'rinçais avec ça. Tu v'nais noir. »

Muguet

Le muguet est le nom populaire des petits champignons qui se développent sur la langue et dans la
bouche des bébés, et qui peuvent également se trouver sur les mamelons des mamans allaitantes.
Des femmes m'ont parlé d'une petite poudre blanche, que trois d'entre elles ont nommé *encens*.
Après quelques recherches et l'aide précieuse de Chantal Naud, j'apprenais qu'*encens* était le nom
autrefois donné à la gomme d'épinette par les Madelinots. Cela corroborerait les propos d'une
autre femme, qui disait mettre de la gomme de sapin sur la langue des enfants, gomme de sapin et
gomme d'épinette étant souvent confondues dans les souvenirs; on les nommait *gomme de bois*.

Cependant, leurs souvenirs évoquent une petite poudre blanche, achetée dans une petite boîte. Il
est à se demander si la gomme d'épinette, une fois dure et séchée, pouvait s'écraser en poudre et
se vendre en magasin. J'ai tenté de questionner davantage, mais les souvenirs demeuraient flous.

> « Pour les bébés, quand y'avaient du blanc sur la langue, on leur mettait ça, avec d'la ouate.
> La petite poudre blanche, c'était l'assin… assan… encens. I's en vend encore.
> – C'est pas le sel d'Epsom?
> – Non, c'est… d'aut'chose. Pour quand les enfants avaient du blanc su'la langue... »

> « Et pour le muguet des enfants, y'avait la gomme de sapin, y'appelaient ça de l'encens, ils
> l'vaient ça dans l'bois et ça faisait guérir. »

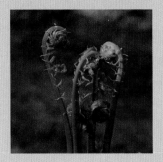

Les **têtes-de-violon** sont les crosses de la matteuccie fougère-à-l'autruche, qu'on trouve au printemps dans les boisés. Or, nous n'avons pu vérifier si les petits violons dont nous parlaient les aînés étaient bien de ce type de fougère (une des deux seules comestibles au Québec), le fait d'être une fougère étant la seule information qu'on pouvait nous donner. S'il s'agit bien de la matteuccie, nous nous devons d'émettre un avertissement, quant à son statut de plante désignée comme vulnérable au Québec.

1. Faire bouillir des têtes-de-violon et mettre la décoction sur la langue à l'aide d'un coton-tige.

Poux

« Dans not'temps, les enfants avaient des poux », m'informait-on. Je me trouvais alors souvent à expliquer qu'encore de nos jours, il était fréquent de recevoir des feuilles de l'école nous prévenant de la présence de pédiculose. Mêmes bibittes, autre nom, autres remèdes.

1. Enduire la tête de kérosène, pour tuer les poux, et peigner les cheveux à l'aide d'un peigne spécial, aux dents très fines.

2. Mettre de l'œuf dans les cheveux et frotter tout partout.

   « Les œufs dans les ch'veux pour qu'ça colle, pour qu'ça enlève les poux et les lentes. »

3. Se laver les cheveux avec de la paraffine, « *un genre de gazoline. C'était assez fort qu'on en perdait nos cheveux* ».

   « D'la paraffine! Oui, pour les lampes, c'était fort! »

4. Enduire la tête d'une poudre blanche, de l'Arvine, un produit conçu pour les animaux.

5. Couvrir la tête de D.D.T., « *astheure, c'est défendu* ».

   « C't'étonnant qu'on ait encore des cheveux sur la tête!
   – De toute façon, aujourd'hui, y'a pus de D.D.T., pus d'Arvine et pus d'cheveux non plus! »

6. Se laver la tête avec du peroxyde (attention aux blondinettes).

   « Est-ce qu'y'avait des poux?
   – Ah oui, le monde mettait des affaires dans la tête, du peroxyde. Y'en a qui ont mis jusqu'à d'la paraffine! Et y'avait des puces! Le monde s'faisait pas d'colliers.
   – Mais comment vous vous en débarrassiez?
   – Ben ils s'en siont été à la guerre… »

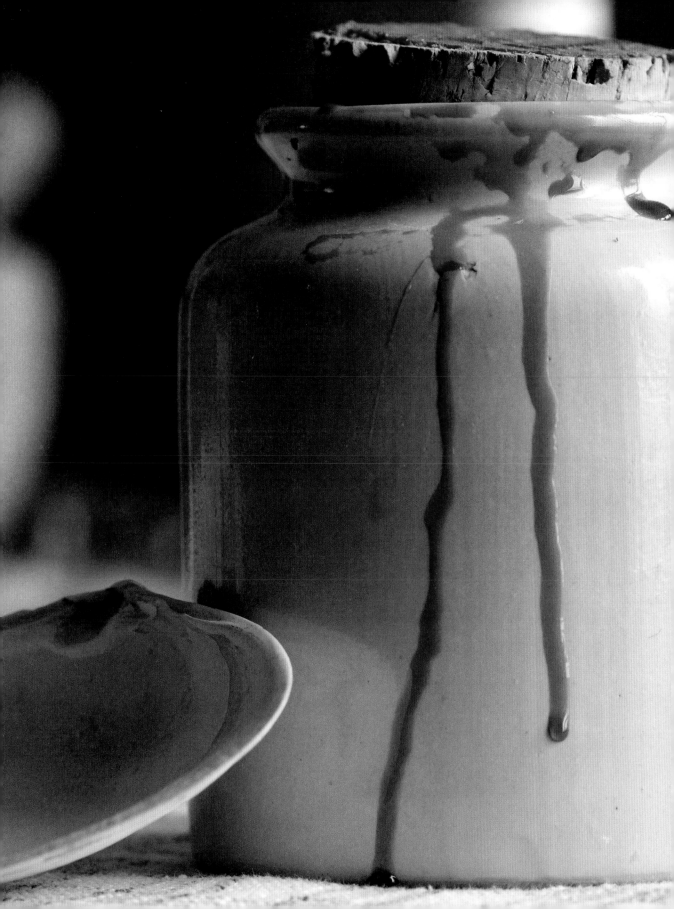

7. Se laver la tête avec du charbon et de la paraffine.

   « Tu prenais du charbon, d'la paraffine là, pis tu frottais ça dans la tête. Ça les clairait ça a d'l'air. Ça faisait du bien des fois pareil. Mais ça faisait pas friser j'crois pas. »

8. Se laver la tête avec du Safo, *« une poudre jaune qui nettoyait, tuait les poux, mais qui ne faisait pas de bien au cuir chevelu »*.

M. Albéric nous parle du laurier[6], qu'on plaçait dans les tiroirs pour éloigner les puces.

   « Y'avait de quoi d'drôle. Le laurier ça c'était pour les puces pis astheure on mange ça. T'sais les feuilles de laurier là. Aux Îles, y'en a partout. Ça puait ça. I'disaient que ça arrangeait les puces, que c'était bon pour les puces. Là maintenant, l'monde mange ça. »

Vers intestinaux

Alors qu'on entend peu parler de ces parasites, diverses solutions sont proposées par les aînés pour ces invasions somme toute encore fréquentes de nos jours. Et puis, comment savoir qu'un enfant était atteint? *« Un enfant qui griche des dents, c'est qu'il a des vers. Oui, ça c'est sûr, un enfant qui griche des dents. »*

9. Se faire une *méd'cine** (lavage intestinal) avec de l'huile de castor, ou un autre produit non défini. La pratique de se *méd'ciner** pour les vers était très répandue.

   « Moi j'me rappelle qu'ils nous méd'cinaient pour les vers. Et les enfants avaient vraiment des vers. Sais-tu pourquoi? Parce qu'on allait dans l'jardin, on prenait la carotte et on la mangeait comme ça. On allait jouer dans la terre… Moi… ma mère, elle a un p'tit gars qui est mort des vers à 18 mois! Ça s'ramasse dans une poche, paraît que la poche a éclaté et qu'il s'est étouffé! »

Plusieurs personnes ont en effet affirmé qu'un enfant qui s'étouffait souvent pouvait signifier qu'il avait des vers, ces derniers remontant jusqu'à la gorge.

   « Pis nous autres, quand un enfant manquait de s'étouffer, on disait que c'était les vers roulés en boule qui r'montaient. Fallait les tuer, avec d'la tourmentine… Ça v'nait d'la Croix-Rouge, et dans les premiers magasins. Et des méd'cines d'huile de castor. C'était tellement méchant, on pleurait. Le cœur te l'vait! »

10. **Faire une neuvaine** : prendre une cuillérée à thé de mélasse avec quelques gouttes de térébenthine le matin et au neuvième jour, se purger avec de l'huile de ricin (une cuillérée à thé à jeun le matin).

11. **Prendre de la paraffine**, en quantité indéterminée, celle utilisée pour les lampes.

12. **Manger des graines de citrouille**, séchées au four selon certains, crues et « *gluantes* » selon les autres, « *pour entraîner les vers vers la sortie* ».

    « *Chez nous ma mère faisait sécher des graines de citrouille, à l'automne, quand c'était la saison. Elle les faisait sécher, elle les faisait rôtir au fourneau, et on les mangeait tout d'suite, elle les salait un p'tit peu, et elle disait que c'était très bon pour les vers.* »

13. **Moudre des coquilles de palourdes bouillies** et mélanger à de la mélasse.

    « *Les jeunes avaient des vers et tu sais c'qu'ils faisaient? Ils faisaient brûler la coquille de palourde ou ben d'coque. Moi la coquille de coque j'en n'ai pas entendu parler. Ils prenaient la coquille de palourde ben brûlée, ils l'écrasaient toute, dans quequ'chose, dans le fourneau, et après ça y'écrasaient tout ça et i'mettaient ça avec, quoi c'était? Avec quequ'chose en tout cas et i'faisaient prendre ça.*
    – De la mélasse.
    – À prendre plusieurs fois?
    – Ça dépendait si ça 'i passait.
    – Ça doit être dur à manger d'la coquille, pour les intestins…
    – C'était ben ben écrasé… »

14. **Prendre de la poudre à fusil**, avec de la mélasse.

    « *Mon père nous faisait prendre d'la poudre à fusil, d'la poudre là, que tu mets dans la cartouche pour tirer, pis i'mettait une cuillerée de poudre à fusil, pis d'la mélasse, et i'brassait. Il nous faisait prendre ça pour les vers… C'était gris. Dans une cartouche, y'a du plomb, y'a une cartouche, et la poudre. I'mettait de la mélasse dedans.* »

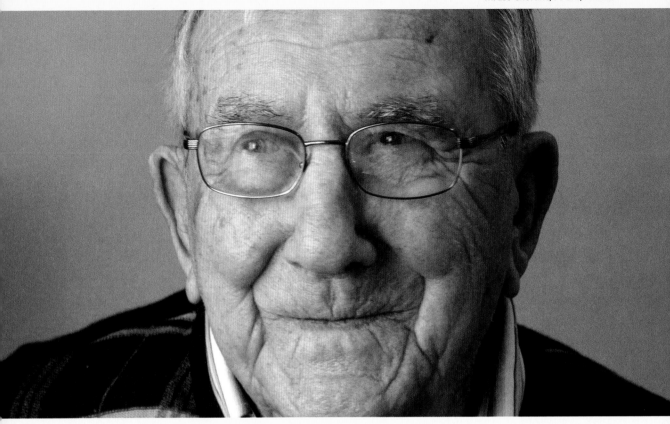

Infections virales

Grippes et rhumes

Bien que ces deux problèmes de santé soient biologiquement distincts, ils ne le sont guère dans le langage populaire madelinot. Dans une même phrase, on interchangeait les termes, passant de l'un à l'autre, et les pratiques de soins étaient les mêmes pour l'ensemble des symptômes. À l'instar de leurs souvenirs et propos, nous avons aussi décidé de les regrouper.

> « Ma mère nous soignait quand on était malades, elle nous faisait des médicaments. Si on aurait eu attrapé une grippe, elle nous aurait fait du sirop. Du sirop à la graine de lin, à l'oignon et, j'sais pas si tu sais ça, le suif de mouton. Ils tuaient l'mouton et gardiont la graisse de mouton, ils la faisaient fondre, i'faisaient des pains de graisse et mettaient des morceaux d'ça dans une tasse d'eau chaude. »

Les remèdes sont nombreux et variés et bien souvent, hier comme aujourd'hui, ils pouvaient se cumuler. Le même remède était tantôt ingéré, tantôt appliqué sur la peau. Le seul fait qu'il soit « *fort* » pouvait convaincre les gens de son efficacité. C'est ce qui m'a permis de comprendre qu'on ait pu ingérer du kérosène et d'autres substances aujourd'hui reconnues pour leur toxicité.

Plusieurs sirops étaient concoctés lorsqu'un membre de la famille était affligé par les symptômes d'une grippe ou d'un rhume. Sirop à l'oignon, sirop à la bière, sirop de grand thé… Ces recettes sont regroupées à la fin de ce chapitre.

1. Se faire une mouche de moutarde (un cataplasme). Mélanger de la moutarde sèche et de la farine en quantités égales, ainsi qu'un corps gras, saindoux ou huile, puis étendre sur un linge. Placer sur la poitrine ou dans le dos. Soulage les grosses grippes, « *quand t'es tout pogné* ». Le grand favori pour son efficacité.

2. Boire des infusions ou décoctions de tanaisie. Faire bouillir la plante (tige, fleurs, feuilles) pendant un certain temps (indéterminé), *couler** et boire. Un participant nous a avoué y rajouter un peu d'alcool fort.

   « *Le tanesie, ça r'semblait à la fougère, mais avec des grandes fleurs jaunes. Tout l'monde venait chercher du tanesie chez nous quand y'étaient malades.* »

3. Prendre une décoction de bouquet blanc (immortelle). Faire bouillir quelques tiges et feuilles séchées de bouquet blanc pendant une dizaine de minutes puis jeter la première eau. Refaire bouillir. *Couler* et boire. On avertit toutefois de ne prendre que quelques plantes à la fois, « *c'est fort cette affaire-là* ».

4. Faire bouillir l'herbe jaune (les racines de savoyane, associées davantage aux grippes pulmonaires). Jeter la première eau, et laisser bouillir à nouveau. Lorsque l'eau prend une couleur foncée, *couler* et boire.

5. Prendre du sirop d'herbe jaune (voir la section des sirops maison, p. 147).

   « *Y'avait une herbe, on l'appelait l'herbe jaune, en d'ssous d'la terre, des grandes tiges jaunes, et c'est très bon pour faire du sirop pour le rhume. C'est aussi fort que la teinture d'iode. Il faut pas en prendre trop parce que c'est très fort. J'ai r'gardé dans le magasin, y'avait trois p'tites affaires [des racines], et c'était extrêmement cher.* »

6. Prendre des décoctions de grand thé. Faire bouillir les tiges et les feuilles, séchées ou fraîches, filtrer et boire.

7. Prendre une cuillérée de Liniment Minard et de mélasse (pour en adoucir le goût), ou se masser le dos et la poitrine avec cette même « *graisse blanche* ».

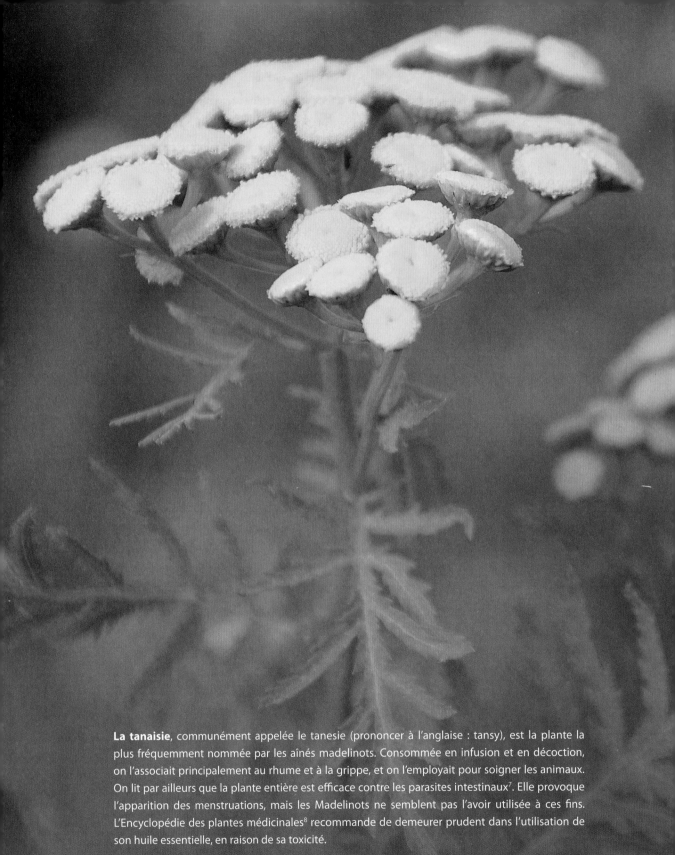

La tanaisie, communément appelée le tanesie (prononcer à l'anglaise : tansy), est la plante la plus fréquemment nommée par les aînés madelinots. Consommée en infusion et en décoction, on l'associait principalement au rhume et à la grippe, et on l'employait pour soigner les animaux. On lit par ailleurs que la plante entière est efficace contre les parasites intestinaux[7]. Elle provoque l'apparition des menstruations, mais les Madelinots ne semblent pas l'avoir utilisée à ces fins. L'Encyclopédie des plantes médicinales[8] recommande de demeurer prudent dans l'utilisation de son huile essentielle, en raison de sa toxicité.

« *Nous autres, ça fait 68 ans qu'on est mariés et on a toujours eu notre bouteille.*

– Ça fait longtemps qu'ça existe. On s'frottait avec ça.

– Ça débouche le nez!

– T'as la grippe, tu t'frottes. T'as le nez bouché, tu t'frottes. »

8. Se frictionner le dos, la gorge, la poitrine ou les pieds avec du Vicks pour en inhaler les vapeurs, ou mettre quelques cuillerées dans l'eau bouillante et respirer, ou en manger une cuillerée.

    « *Moi y'en a un qui m'a appelée hier encore pour son fils, grosse grippe. J'lui ai dit, si ça t'insécurise, va à l'hôpital, pis sinon, envoies-y du Vicks en-d'ssous des pieds.* »

    Le **Vicks VapoRub** est une pommade à base de camphre, de menthe, d'huile d'eucalyptus et de térébenthine médicinale. Sur le marché depuis le début du 20ᵉ siècle, il a été commercialisé aux États-Unis et reconnu pour son effet décongestionnant lorsque ses vapeurs sont inhalées.

9. Se frictionner avec de l'huile camphrée, ou en faire des cataplasmes.

    « *Si tu sentais qu'ça sillait, tu prenais de l'huile camphrée avec une flanelle. Tu mettais ça entre deux linges, et avant ça, tu faisais chauffer ça un peu et tu faisais comme un cataplasme. Moi-même j'en ai sauvé avec ça.* »

10. Mâcher les petites boules de gomme d'épinette, puis les avaler.

    « *Mon père, il avait toujours un lot d'boules, les boules des arbres, y'avait toujours une p'tite boîte. Dès qu'y'en avait un qui commençait un p'tit rhume, i' prenait une boule. Dans une cuillère, avec un p'tit peu de sucre.* »

11. Mettre des oignons dans ses bas pour faire descendre la fièvre, mais manger des oignons crus pour combattre les microbes.

12. Se tremper les pieds dans la moutarde diluée dans de l'eau chaude pour faire descendre la fièvre; recommandé pour la grippe.

13. Prendre une cuillerée de moutarde sèche avec de la mélasse.

14. Inhaler un mélange d'eau salée, par le nez : un quart de cuillerée à thé de sel, une demi-cuillerée à thé de soda (facultatif) et huit onces d'eau bouillie.

    « *Du sel, du soda pis de l'eau bouillie. Ouais. J'vas pas à la pharmacie. Quand j'm'aperçois que ça commence à … [raclement de gorge] ou bien que j'éternue, les yeux brûlent, que l'mal de* » *tête commence, j'm'fais bouillir de l'eau, j'prends une tasse à mesurer, j'mets un quart de cuillerée à thé de sel, j'mets une demi-cuillerée à thé de soda à pâte dans mon eau, j'brasse, j'vais dans la salle de bain, j'mets un p'tit linge sur ma tasse, de temps à autre, quand c'est froid j'vide ça dans l'creux d'ma main, j'aspire pis j'crache.*

– Par le nez?

– Ouais. J'vas chercher l'eau par mon nez. Si y'a une narine de bloquée, j'mets de c'te jus-là. J'essaie avec celle-là qu'est bloquée ou bien j'vais me bloquer le nez d'la narine d'à côté pis là j'aspire, je fais ça deux-trois fois, j'me libère les sinus. Ça sort par la bouche. Après ça j'prends une débarbouillette propre pis j'me tire la langue d'un bord à l'autre, ça c'est pour dégager la gorge. Pis on fait ça quequ'fois par jour pis une grippe dure pas longtemps. »

15. Se frictionner avec de la graisse d'oie. Une pratique répertoriée uniquement du côté anglophone.

16. Faire un cataplasme d'avoine mélangé à de l'eau (de gruau froid), sur le dos ou la poitrine.

17. Prendre des décoctions de genévrier, en faisant bouillir baies et branchages.

18. Prendre quelques gouttes de kérosène dans une cuillerée de mélasse ou de graisse (fortement déconseillé par les auteurs).

19. Prendre des infusions de carvi, ou d'« *âni* », comme on le nomme ici.
Autrement, les graines de carvi étaient utilisées pour aromatiser les pains et les gâteaux.

20. Prendre quelques gouttes de gomme de sapin, recueillie sur l'arbre ou achetée en capsules, et mélanger à une cuillerée de mélasse ou de sucre.

On mentionne clairement le sapin, mais d'autres fois, il est plus ardu de savoir avec certitude de quel conifère il s'agit. Il est probable que dans le cas ci-dessous, la gomme d'épinette ait elle aussi servi à soulager les symptômes d'un rhume.

« Pour le rhume là y'avait du sapin. Du sapin blanc. Du sapin blanc, ça, ça branchait en haut là. Ben ça branchait pas beaucoup.

– Du sapin ou du pin?

– Du sapin. Du p'tit sapin là. Du bois de sapin. Y'a du sapin pis machine là, de l'épinette, y'a de l'épinette c'est ça? C'est du sapin ça, c'est-ti ça?

– De l'épinette ouais.

– Y'avait le prusse qu'y'appelaient aussi, le prusse c'était un autre nom. Plus noir. Ça on prenait l'écorce, on mettait d'l'eau, on mettait ça su'l'poêle, ça v'nait qu'ça collait, t'sais c'était comme

un sirop là, pis là tu buvais ça d'même, y'en a qui mettaient du sucre dedans, mais nous aut', on mettait pas d'sucre on buvait ça d'même là, pis ça c'était pas mal bon pour le rhume. »

La pruche du Canada était utilisée par les Amérindiens en Acadie, mais ne se trouve pas dans l'archipel. Le terme prusse était ici employé pour désigner l'épinette noire.

21. Prendre du sirop de graines de lin (voir la section des sirops maison, p. 147). « *Dans l'temps d'la grippe, c'était en vogue.* »

22. Faire une tisane pour le rhume à base de graines de lin. Faire blanchir deux cuillerées de graines de lin dans quatre tasses d'eau bouillante, et laisser mijoter trois quarts d'heure. Ajouter l'écorce râpée d'un citron, et une tasse de miel. Retirer, laisser reposer, *couler* et rajouter le jus de deux ou trois citrons. Prendre chaud ou froid. Cette recette nous vient d'une dame née en 1891, et a été transmise à sa bru aujourd'hui âgée de plus de 70 ans.

23. Prendre du sirop à la bière pour le rhume (voir la section des sirops maison, p. 147).

24. Prendre du sirop à l'oignon (voir la section des sirops maison, p. 147).

25. Prendre du sirop de navet (voir la section des sirops maison, p. 147).

26. Couper des oignons en morceaux, mettre du miel et rajouter du gin.

« *Après mon père, prendre du tanesie et l'faire sécher, j'ai pas fait ça pour guérir. J'ai fait du sirop d'oignon. Y'avait du gin, le fameux gin d'aujourd'hui, beaucoup d'oignons, on coupait les oignons, on mettait du miel. On n'avait pas besoin d'faire chauffer ça pour le rhume… »*

27. Ajouter du suif de mouton à du lait et faire bouillir. Rajouter du sucre au goût.

28. Mélanger un œuf cru, du sel et une cuillerée à soupe d'eau froide.

« *On pouvait mettre des œufs aussi. Je m'rappelle, j'ai attrapé un gros rhume. J'ai pris un œuf, l'ai mis dans un verre, avec une cuillerée à soupe d'eau frette. Pis un peu d'sel.*
– Cru?
– Ah oui, et y'en a encore qui l'font. »

29. Prendre une tasse de lait chaud avec assez de gingembre pour que « *ça pique* ».

30. Employer du *Friars' Balsam*. Outre le Vicks, des anglophones nous parlent de cet onguent des moines, dont on pouvait inhaler les vapeurs ou qu'on mangeait, dilué dans la mélasse.

31. Prendre de temps à autre quelques gouttes d'"extrait de menthe (le mot anglais *peppermint* est employé, prononcé *papermane*) : « *Ça dégageait.* »

32. Se faire un Caroplasma, un produit acheté en pharmacie. Placer entre deux cotons, chauffer et poser sur le corps.

33. Prendre du gin dans de l'eau chaude (les quantités ne sont toutefois pas précisées).

34. Appliquer des ventouses sur le corps. Seules quelques rares personnes s'en souviennent encore. Cette pratique semble avoir été délaissée assez tôt par les familles de l'archipel.

> *« Dans l'dos, quand on avait la grippe. Maman avait ça dans ses choses. I'chauffaient ça et mettaient ça sur la peau, ça soulevait la peau, il fallait faire attention de pas s'brûler. »*

En prévention

La section *Méd'cine ou purification* présentée plus loin regroupe les diverses purges ou pratiques de nettoyage du corps jadis réalisées pour renforcer le système immunitaire. Les pratiques décrites ci-dessous servaient également à la prévention des maladies hivernales, mais ne consistent pas en un nettoyage du système digestif.

1. Pendant l'automne, prendre une cuillerée ou une capsule d'huile de foie de morue quotidiennement. Un goût dont on se souvient longtemps.

2. À une certaine époque, l'école se chargeait de distribuer des capsules d'huile de foie de morue à tous les élèves. Étrangement, peu importe sa forme, l'huile était achetée en magasin, et non prise à même les morues pêchées dans l'archipel.

> *« Cod liver oil. Oh yeah, I still take it. Every morning. One tablespoon so I won't take cold. »*

> *« Papa était mort des poumons, alors nous on prenait d'l'huile de foie de morue. Une pleine cuillerée, tous les matins. »*

> *« Moi j'en ai mangé et j'haïssais ça. On mangeait ça comme un espèce de tonique. Tous les automnes, toute la famille, tous les matins, il fallait prendre notre huile. Souvent ils nous donnaient une cuillerée de confiture pour enlever le goût. Dans les écoles ils donnaient ça en pilules. En capsules. Chez nous, c'était une p'tite bouteille, qui v'nait de l'extérieur... Non, ça v'nait pas d'ici. »*

3. Épingler un petit sac en tissu sur la chemise, dans lequel était inséré un pain de camphre. Parfois, le pain de camphre était placé sous l'oreiller des enfants. On se souvient de femmes qui sentaient le camphre. *« Ça roulait pas mal dans ce temps-là »*, nous dit M. Albert.

4. Prendre une infusion de tanaisie, pour prévenir la contagion.

> *« Moi quand j'avais d'la fièvre, ils en faisaient boire un peu aux autres aussi pour pas qu'y'attrapent ma fièvre. »*

Mal de gorge

1. Placer un hareng salé dans un linge et le mettre autour de la gorge.

Cette pratique était courante chez les anglophones, l'utilisation du poisson autour du cou ne s'étant pas transmise chez les Acadiens. Ces derniers y posaient plutôt leur vieille chaussette.

2. S'entourer le cou d'une flanelle chaude ou d'un bas de laine, celui porté dans la journée.

3. S'enduire le cou de Vicks.

4. Prendre une cuillerée de Liniment Minard avec du sucre.

5. Se gargariser avec un mélange d'eau et de sel. D'autres nous disent aussi de la boire, cette eau salée.

   « L'eau de sel moi j'ai confiance à ça. Quand j'ai un bobo dans la gorge, j'me gargarise avec ça tous les soirs. J'ai confiance à ça. »

6. Faire fondre des aspirines directement dans le fond de la gorge ou se gargariser avec de l'eau dans laquelle le comprimé a été dissous.

   « Pour le mal de gorge?
   – L'aspirine détrempée dans l'eau, et on s'gargarisait avec ça. »

7. Deux cuillerées à soupe de sel, du *sel à méd'cine**, et deux cuillerées à soupe d'encens (de la gomme d'épinette réduite en poudre, croyons-nous) diluées dans deux tasses d'eau bouillante. Se gargariser avec ce mélange.

   « On s'gargarisait avec ça, et elle n'a jamais eu mal à la gorge après ça. Et avant, à tous les automnes, elle avait mal à la gorge. »

8. Prendre une décoction de genévrier.

9. Prendre le jus d'un oignon chauffé sur le poêle. Avec de la mélasse.

10. Pour les extinctions de voix, manger un oignon cru.

11. Mélanger du vinaigre, de la térébenthine et un blanc d'œuf, et en prendre une cuillerée.

12. Boire une infusion ou une décoction de bouquet blanc (immortelle).

13. Tremper une plume dans de l'iode et s'en badigeonner le fond de la gorge pour que l'iode en recouvre les parois.

    « Des fois i'pensaient que c'était la diphtérie. Et l'monde mettait des plumes, de l'iode sur des grandes plumes de poule, et i'nous passaient ça par en d'dans. Moi j'me souviens d'ça, le médecin

m'faisait ça, parce que j'avais souvent mal à la gorge.

– Ça devait désinfecter raide!

– Et ça aidait?

– La confiance je pense.

– Ben ça devait désinfecter quand même. »

Mal d'oreilles

Si plusieurs traitements étaient administrés pour soulager les maux d'oreille, souffler la fumée de pipe des grands-pères dans les oreilles était l'action privilégiée. Une pratique ancienne étonnante, à la fois par son caractère inusité et par la popularité dont elle semblait bénéficier.

1. Souffler doucement un filet de fumée au creux de l'oreille douloureuse, directement ou à travers un petit mouchoir blanc.

   « Faut croire qu'ça faisait du bien. La fumée était chaude. »

2. Mettre quelques gouttes d'huile chaude dans les oreilles, le type d'huile pouvant varier : huile camphrée, huile de foie de morue, huile d'olive.

3. Mettre quelques gouttes d'urine dans l'oreille, *« de la pisse chaude »*, d'humain ou de vache.

   « Mais l'urine dans les oreilles, j'sais qu'c'était extrêmement efficace, et un des médicaments qu'i's'servent aujourd'hui pour les otites a de l'urée dedans. »

4. Mettre quelques gouttes de lait chaud, avec ou sans poivre, sur une ouate, et insérer dans l'oreille.

5. Mettre une goutte d'eau froide dans l'oreille.

6. Mettre une aspirine dans l'oreille.

   « Quand les enfants avaient mal aux oreilles, on prenait une pilule et on la mettait dans l'oreille. On mettait ça à tremper dans l'eau tiède, pis dans d'la ouate qu'on mettait dans l'oreille. »

7. Mettre un morceau d'oignon dans l'oreille.

   « Astheure, j'vais te parler des oignons pour le mal d'oreilles. Tu prends un oignon, y'a l'cœur, tu coupes un oignon en deux, tu prends l'cœur, un p'tit rond , tu prends l'diamètre d'un cinq sous, tu mets ça sur une débarbouillette sec au-d'ssus de l'oreille, un enfant qu'a un gros mal d'oreille, une otite, qui pleure, ça crie à force d'avoir mal. Ben j'les ai toute élevés avec des oignons pis y'avaient

pas mal longtemps. À la minute qu'y en a un qui m'disait "bobo à l'oreille", mon oignon se coupait pis j'tenais l'enfant, ou bien lui l'faisait s'il était assez grand : "Tiens ça sur ton oreille cinq-six minutes pis ça va passer." »

8. Insérer dans l'oreille un petit morceau de savon jaune dilué dans de l'eau tiède.

   « Y'avait du savon jaune aussi, avec un p'tit peu d'eau tiède. I'mettaient ça dans l'oreille et quand les nouvelles étaient finies, c'était parti. »

9. Gratter l'intérieur d'un navet pour en faire ressortir le jus, le chauffer et y tremper une petite ouate. Insérer dans l'oreille.

   « Moi j'avais beaucoup mal aux oreilles et papa, j'me rappelle, i'prenait un navet. I'grattait avec un p'tit couteau pour faire sortir le jus du navet, i'faisait chauffer, réchauffer, et i'nous l'mettait dans l'oreille. Pas d'sucre, et vraiment dans l'oreille. Sur une ouate. Pour soulager le mal… »

10. Recourir à quelques personnes, plus rares, qui étaient reconnues pour leur don ou leurs pratiques religieuses.

    « Pour le mal d'oreilles, elle faisait brûler des lampions. »

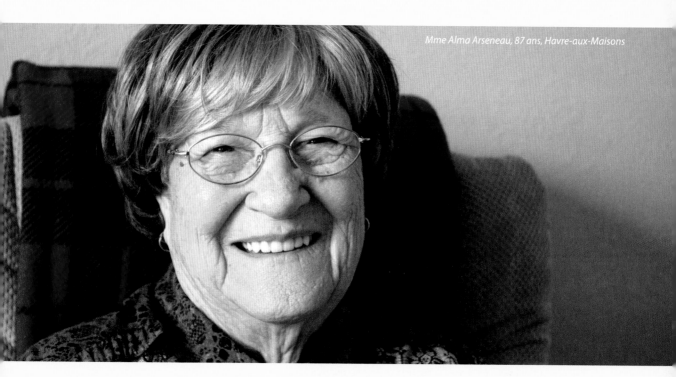

Mme Alma Arseneau, 87 ans, Havre-aux-Maisons

Toux, voix, croup

Le premier remède nommé par tous est certainement la pratique la plus répandue dans les familles madeliniennes, du moins chez les aînés. Plusieurs d'entre eux ont cherché à expliquer le phénomène : confiance, hasard, magie, barrière physique entre les plumes de l'oreiller et les voies respiratoires… Bref tout pour tenter d'atténuer la perplexité que je laissais entrevoir. Pourtant, ils sont toujours nombreux à y recourir.

1. Pour faire cesser la toux durant la nuit, recouvrir l'oreiller d'un linge noir : taie, chemise, jupe, peu importe, tant que c'est noir!

   « *Ah oui! Ça j'm'en ai servi certain. Ben ici j'le fais pas, mais j'l'ai fait chez nous encore y'a pas tellement longtemps. Ma femme avait une blouse noire. J'mettais ça en d'ssous d'ma tête, sur mon oreiller, ça faisait du bien, on arrêtait d'tousser.* »

   « *Ben ça marche, mais ça marche pas tout l'temps. Si t'as une pneumonie quand ben même tu mettrais un oreiller noir…* »

2. Pour le croup, mélanger de la mélasse et quelques gouttes de kérosène. Celui utilisé pour les lampes.

   « *Kerosene and molasses, for cough.*

   – The one used for lamps?

   – Yes. And molasses.

   – Wasn't it dangerous for the health?

   – Well, nobody died! »

3. Prendre quelques gouttes de Liniment Minard mélangées à de la mélasse. Une variante possible est de le mélanger avec de la crème et du sucre.

   « *J'ai vu ça l'autre fois… elle n'arrêtait pas d'tousser. La mère, elle a pris un peu de liniment dans d'la mélasse et elle arrêtait net de tousser.* »

   « *Du Minard… Pour les muscles, pour le dos… Ah oui, pour la toux aussi, mais il fallait que ce soit une grosse toux parce que boire ça… C'est tellement fort.* »

4. Appliquer une mouche de moutarde, un cataplasme, sur le dos ou la poitrine : mélanger de la moutarde sèche et de la farine en quantités égales, avec un corps gras, saindoux ou huile, puis étendre sur un linge.

   « Moi j'me souviens que j'avais pris un gros rhume. J'avais travaillé dans un courant d'air, j'dégageais pas du tout. J'avais été à l'église. Le curé, il m'a dit : "J'aime pas votre toux." J'ai appelé ma mère et j'lui ai conté ça. Elle a dit : "J'vais t'mettre une mouche de moutarde." J'ai dit : "C'est quoi, une mouche de moutarde?" Elle a dit : "C'est d'la moutarde et d'la farine." D'la moutarde délayée avec d'la farine. Moi j'savais pas l'faire, c'est elle qui me l'a fait. Elle a fait ça et elle m'a mis ça sur la peau. C'était pas un coton à fromage, c'était comme… une p'tite flanelle parce que fallait pas que ça aille direct su'la peau. Elle avait mis un chose par-dessus et dans l'dos la même chose. "Ça va chauffer un peu, mais faut pas que ça brûle." J'ai enduré enduré, ça chauffait, mais après ça je l'ai enlevé. J'ai été voir le médecin. Il m'a dit : "Voulez-vous m'dire les choses que vous avez en avant et en arrière?" J'ai dit : "Vous allez rire de moi, c'est ma mère qui m'a mis une mouche de moutarde." Il a dit : "Ah! Un vieux remède indien." »

5. Prendre une cuillerée à thé d'eau d'oignon sucrée trois fois par jour. Voici comment l'obtenir : placer dans une tasse des rondelles d'oignons et saupoudrer de sucre; ajouter d'autres rondelles et sucrer à nouveau; continuer ainsi jusqu'à ce que la tasse soit pleine; couvrir d'une pellicule de plastique et laisser au frais. Le jus qui se formera aidera à faire dégager la toux. « Ça sent l'djiâble, mais ça marche. J'ai vu du monde le faire et ça marche. T'sais, c'est un boute d'ici la pharmacie. Pis on dit qu'ça dégage la toux. »

   « Take one teaspoon three times a day. Slice onions, put it in a cup, sprinkle it with sugar, add another one, and add sugar… and so on till the cup is full. Then cover it with Saran Wrap and leave it in a cool place. It makes juice of itself. It stinks like hell but it works. I've seen people using it and it works yeah. You know here, it's a little drive to the pharmacy, and people say it loosens hard cough. »

6. Mélanger de la graisse d'oie avec de la mélasse et en prendre quelques cuillerées à thé par jour.

7. Avant de se coucher, prendre un verre d'eau chaude auquel on ajoute une cuillerée à thé de miel et de l'essence de menthe.

8. Se frictionner les pieds et la gorge avec du Vicks.

9. Se frictionner la poitrine et le dos avec de l'huile camphrée.

10. Prendre du sirop à la bière (voir la section des sirops maison, p. 147).

> *« C'est fort pis c'est bon. J'te garantis qu'c'est bon… La nuit, tu sais quand tu tousses la nuit, et que tu peux pas t'arrêter, que ça t'empêche de dormir, tu vas prendre une cuillerée à soupe de ça. Tu prends du temps à avaler et tu sens qu'ça fait son chemin dans la gorge et que ça t'arrête de tousser. »*

11. Prendre du sirop de navet (voir la section des sirops maison, p. 147).
12. Chauffer de la mélasse et y mélanger du poivre. À prendre en petites cuillerées.
13. Prendre quelques cuillerées de mélasse, de moutarde et de gingembre.
14. Prendre du sirop d'herbe jaune (voir la section des sirops maison, p. 147).

Rougeole

Avant que la vaccination n'enraye presque totalement cette maladie, bien des gens ont eu le temps de l'attraper. De nombreuses histoires racontent ce que chacun faisait quand elle frappait la famille.

« Ils placardaient les maisons. » Pour empêcher le soleil d'entrer, pour protéger les yeux sensibles à la lumière, mais aussi pour que les voisins comprennent qu'ils ne devaient pas venir et risquer d'être contaminés.

> *« Y'en avait chez nous, une fille qui avait eu la rougeole. Et là fallait fermer toutes les fenêtres, parce qu'il fallait pas qu'elle voie le soleil. Pour protéger les yeux. J'me souviens, la plus jeune, Denise, a'voulait pas rester dans la chambre pantoute. »*

1. Faire bouillir la tanaisie et y ajouter un peu de rhum, « pour faire sortir le méchant », « … *to bring the measles out of the skin[9]* ».
2. Mettre une demi-cuillerée à thé de gingembre moulu dans une tasse d'eau bouillante.
3. Prendre une cuillerée de soufre dans du café, quelques fois par jour.
4. Prendre du café, de la tanaisie et de l'huile de castor, bien que l'histoire de M. Albéric ne précise pas la façon de mélanger ces ingrédients.

> *« Chez nous on était trois qui a pogné la rougeole ensemble. Moi j'avais 15 ans, pis l'autre 13 pis l'autre avait rien que 10 ans. Y'était jeune. Pis maman elle en prenait du café, du tanesie pis de l'huile Castor. Pis i'fallait prendre ça, fallait qu'on soiye couchés tant de jours, i'fallait qu'ça*

sorte toute là. Pis un coup qu'elle était sortie toute là, ben après ça, ça allait t'sais, ça guérissait hein. Fallait qu'elle sorte toute parce que tu faisais des fois des températures avec ça. »

Puis il rajoute :

« Ah y'a d'quoi qu'j'ai oublié pour la rougeole. Dans mon temps, pour faire sortir la rougeole, des crottes de berbis, de mouton là. Tu faisais bouillir ça pis tu boivais le jus de d'ça. Pour faire sortir la rougeole. La rougeole était dans le sang. Tu v'nais picoté d'partout.
– Et le monde faisait ça?
– Moi j'm'avais fait prendre. J'étais endormi pis i'm'en avaient donné. J'm'en ai pas rendu compte. »

5. Ainsi, faire bouillir des crottes de brebis et en boire le jus.

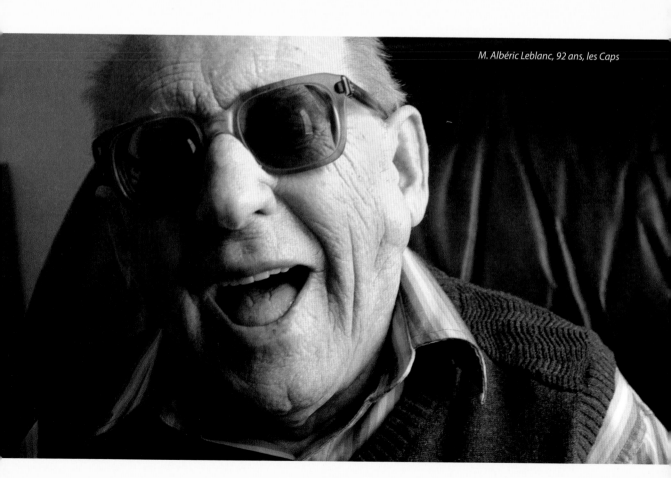

M. Albéric Leblanc, 92 ans, les Caps

Verrues

Les verrues, ou *verrures*, sont probablement le petit mal pour lequel s'allient le plus surnaturel, confiance et soins physiques. Nous l'avons vu, les *passeurs de verrures* étaient, et sont certainement, les guérisseurs les plus nombreux et les plus reconnus dans l'archipel. Chaque famille en connaissait un. Tandis que plusieurs affirment ignorer comment ces passeurs s'y prenaient pour se débarrasser de ces tenaces virus, d'autres partagent avec nous leurs astuces qui, somme toute, se ressemblent beaucoup.

1. Frotter la verrue avec une cenne et la lancer vers l'arrière. La verrue sera transmise à la personne qui ramassera la cenne. M. Azade nous confie d'ailleurs qu'encore aujourd'hui, il n'ose ramasser les cennes qu'il voit par terre. Une autre variante consiste à lancer la cenne à la lune en lui criant de manger la verrue ou de la prendre.

   « *Ceux-là qui avaient une verrure, i'prenaient une cenne noire et […]. Une femme […] a'l'a j'té ça à la lune, mais le lend'main, elle s'est rendu compte que c'était pas la lune, c'était une lumière! Elle trouvait qu'sa verrure s'en allait pas…* »

L'utilisation d'un fil était fréquente pour faire disparaître ces excroissances indésirables. Certains nous expliquent :

2. Entourer d'un fil les verrues, celles qui étaient longues, jusqu'à ce qu'elles deviennent noires. Elles finiront par tomber.

   « *C'était un monsieur qui prenait du fil à coudre. C'était du blanc, fallait qu'ce soit du blanc. Il entourait la verrue, il en prenait une bonne longueur. C'était les verrures fleuries, celles qui sortaient. Il disait : "Fermez-vous les yeux", et tout d'un coup, i'serrait. La verrue saignait et là il disait : "Absorbez ça avec de l'alcool. Ou de l'iode."* »

3. Prendre un morceau de fil, le passer sur les verrues puis l'enterrer dehors. Quand le fil sera décomposé, la verrue sera partie.

4. Prendre un fil blanc, le passer et repasser au-dessus de la verrue et réciter la formule connue des guérisseurs.

   « *I remember an old man, he lived here, he would take a thread, a white thread, and he would back and forth and back and forth three times, over the wart and he said something to himself and the wart would go away.* »

5. Frotter la verrue avec du lard (du vieux lard selon certains), ou de la viande fraîche. Jeter le morceau de lard ou de viande dehors. Si le chat le mange, la verrue partira.

6. Frotter la verrue à l'aide d'une patate et la jeter vers l'arrière.

7. Frotter la verrue avec une fève, la jeter en arrière sans la regarder.

8. Frotter la verrue avec un clou rouillé, le jeter, sans se retourner.

   « *Le médecin i'brûle, mais ça, ça fait moins mal.* »

9. Frotter la verrue avec du sel, le jeter dans le poêle et espérer que ce dernier ne fasse pas de bruit.

   « *J'ai j'té l'sel dans l'poêle, il fallait pas qu't'entendes le sel pétiller. Et ma verrure a guéri. Le sel, j'té dans l'poêle, et sans l'entendre pétiller.* »

10. D'autres se contentaient du sel, sans spécifier comment s'en défaire.

11. Aller dans le bois, prendre des feuilles de verne (aulne) et les utiliser pour frotter la verrue. Repartir en marchant. Faire une petite boule avec les feuilles utilisées et les jeter derrière, sans se retourner. La verrue disparaîtra après un moment, six mois selon l'expérience d'un participant.

12. Mettre quelques gouttes de la sueur d'un cheval sur les verrues.

   « *Moi, j'avais entendu dire que quand un cheval avait d'la sueur su'le museau, ben c'était bon. Après avoir été à l'église, y'avait justement les Chevarie, j'les connaissais eux autres, y'étaient des commerçants. Y'avaient un cheval, alors moi, j'ai laissé l'monde entrer dans l'église et j'suis allé m'frotter la verrue su'la jument. Après ça, j'ai été dans l'église, comme les autres. Un peu plus tard, j'étais avec d'autres, et j'ai dit : "Moi aussi j'ai une verrue." Ben j'ai voulu la montrer, mais elle était partie. Ça faisait un jour ou deux… C'était un d'mes amis qui m'avait dit ça, un vieux j'pense…* »

13. Brûler ses verrues avec une cigarette. Le truc de M. Leonard, moins enclin au surnaturel.

   « *I had a gift. Cigarettes. I burned them.*
   – But that's not a gift.
   – No but it's a cure. »

Inflammation

Épine de Lenoir

La sensation de marcher sur une vitre à la sortie du lit est liée à la « *pine noire* », me dit-on. Après quelques recherches en ligne, je comprends qu'il s'agit de l'épine de Lenoir, une formation osseuse située au point d'attache du talon et du fascia plantaire, l'enveloppe fibreuse du talon[10]. Le morceau d'os crée l'inflammation des tissus mous qui s'insèrent dans l'os du talon, ce qui provoque la douleur. Devant cette affection, deux produits semblent avoir eu des effets bénéfiques chez nos aînés, soit l'iode et l'huile de ricin.

> « *L'iode brune, la foncée, c'est bon pour la pine noire. J'ai cru qu'j'avais marché su'une vitre, et qu'j'avais une vitre dans le talon. Le médecin m'a dit : "Vous avez la pine noire." J'sais même pas comment yoùs que c'est, mais c'est comme ça qu'y'appellent ça. Y'a quelqu'un qui m'a dit : "Tu prends de l'iode, tu t'mets ça su'le talon." Moi j'savais pas comment mettre ça alors j'ai mis la bouteille au complet, et après j'm'en suis même pas aperçu! J'sais même plus c'est quel pied! Pis j'ai donné c'remède-là à plein d'monde. J'en mettais à tous les jours et après, j'me mettais un bas que j'voulais pus. J'en mettais avant de m'coucher et le lend'main, y'avait pus rien. L'iode était toute entré. C'est très bon pour ça parce qu'à l'hôpital, y'opèrent pas pour ça.* »

> « *L'épine de Lenoir, il avait fait passer ça avec de l'huile de ricin. En tout cas c'est disparu. Il l'a fait tremper j'sais pas combien d'temps, c'est l'huile de ricin, et […] ça ramollit […]. C'est une excroissance de l'os dans l'pied et lui il l'a guérie comme ça.* »

Enflure

L'enflure, peu importe son origine, était traitée comme un mal en soi. Voici les remèdes évoqués.

1. La feuille de chou, appliquée directement sur l'enflure, pour en « *tirer l'eau* ».

   > « *Le chou, moi j'mets ça pour l'enflure. Une fois j'suis allée patiner et quand j'ai enlevé mon patin, j'sais pas pourquoi, mais c'était tout enflé. Ma mère m'a dit d'mettre des feuilles de chou, les premières. Pas celles d'en-d'ssous. Les premières parce que les autres, j'sais pas.* »

2. Frotter la partie du corps enflée avec de l'iode, ou avec de la térébenthine chez les anglophones.

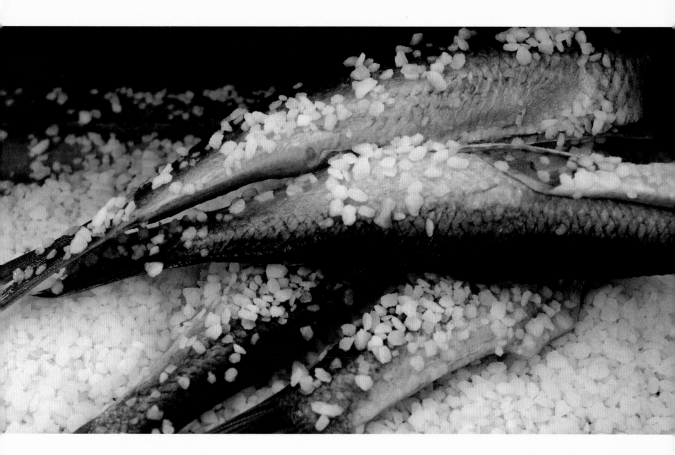

Entorses et foulures

1. Appliquer du hareng salé, pour réduire l'enflure. Remède numéro un pour soigner les entorses chez les Madelinots d'origine acadienne.

« Sur le chemin d'à ras la maison, y'avait tout l'temps une barrière, un clayon, pour pas qu'les animaux sortent pis rentrent là, pis là ben moi j'ai djompé en bas d'la charrette, pis là… ah! Tordu le pied. What a mal! J'ai rentré su'une patte. Ma mère a dit : "Reste faire." Elle a été chercher un hareng, salé. Elle l'a fendu en deux. Elle a mis un côté là pis un côté là pis elle a pris une strapp, machine, pis elle l'a entortillée là d'même. Pis au bout d'à peu près une dizaine de jours, je trottais avec. »

« Ah oui! Quelqu'un qui s'trassaille* un pied, qui va s'tordre la cheville, tu prends un hareng salé, tu l'mets dans quequ'chose, parce que directement su'la peau, ça ferait des rougeurs, ça s'rait pas bon. »

« Oui, un hareng salé. Y'a une femme pas loin d'chez nous, a s'était cassé un pied et dans c'temps-là, y'avait pas d'docteur ni rien. Astheure le hareng est rare, mais dans c'temps-là, y'en avait en masse. »

2. *Strapper* l'articulation, la serrer dans un bandage.

3. Faire une pâte avec le savon jaune et en faire un plâtre autour de la cheville foulée.

4. Se faire tremper le pied dans une eau savonneuse, avec du savon jaune.

    « On s'faisait tremper les pieds dans l'savon jaune, le savon jaune pour le linge…
    – Oui, c'est vrai, une bonne savonneuse, de l'eau tiède, de l'eau chaude, tu t'fais tremper les pieds
    et le lend'main…
    – Oui, ça m'est déjà arrivé à moi-même. J'tais venue avec le pied enflé et j'avais mis du savon
    jaune. »

5. Entourer la cheville de feuilles de plantain, et entourer d'un bandage.

    « Quand quelqu'un se faisait des trassillures de pieds, a'mettait du plantain là-dessus, a'mettait
    ça sur le pied et a'strappait ça, pis ça guérissait comme ça. »

Genoux

Pour le mal de genou, dont la cause n'est pas spécifiée, ou encore les tendinites au genou ou à l'épaule, les aînés faisaient référence à la même recette, à quelques variantes près. Ils ne connaissent pas l'origine de cette pratique, mais tous s'entendent à dire qu'elle est plutôt récente.

1. Faire un cataplasme d'argile sur le genou, puis y placer une feuille de chou.

    « Les feuilles de chou?
    – Oui pour les problèmes de g'nou. D'la chaleur… d'la laine.
    – Oui du chou avec de l'argile, d'la terre glaise, on faisait un cataplâme.
    – Vos parents faisaient ça?
    – Ouf, j'sais pas, i'd'vait y'en avoir à vendre dans les pharmacies. Mais j'ai entendu parler de ça.
    I'faisaient comme une pâte, qu'y'étendaient su'le chou et le mettaient sur le genou. Ça v'nait dur
    dur dur, comme un plâtre. Le chou par-dessus la glaise.
    – Astheure, eux autres, y'appellent ça d'l'argile. Et pour n'importe quoi, elle, elle va mettre
    d'l'argile. »

« *Moi une fois, j'avais de l'eau au genou, mais j'voulais pas m'faire piquer. Le médecin me disait que si l'eau descendait dans la jambe, j'pourrais m'empoisonner. Mais moi j'voulais pas me faire piquer. J'ai pris de l'argile, que j'mets su'une feuille de chou, pis j'me mets ça, j'me couche à tous les soirs avec ça. Là c'est correct, ma bosse est partie, mais ça r'vient. »*

Bien que la plupart des gens fassent référence à l'argile achetée en pharmacie, quelques rares personnes ont dit être allées en ramasser sur les caps argileux.

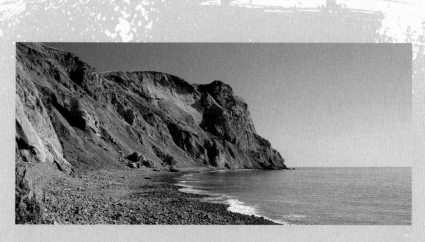

Les caps argileux qui entourent les Îles servaient à la fabrication de remèdes, offrant cette terre aux mille vertus : la rouge et la verte. **L'argile** est ramassée puis délayée dans un plat, à l'aide d'une cuillère en bois. Mme Jeanne d'Arc nous avoue utiliser de l'eau distillée pour recouvrir l'argile, et laisser reposer le mélange au soleil pendant quelques heures. Elle prend soin de recouvrir d'un coton à fromage, pour éviter que la terre glaise se dessèche. L'argile s'applique ensuite directement sur la peau avec une épaisseur d'un centimètre, et on la recouvre d'une feuille de chou. On laisse ainsi le cataplasme pendant une à deux heures, un traitement répété durant de quatre à six jours. Si Mme Jeanne d'Arc et quelques autres personnes ont eu recours à l'argile de l'archipel à des fins médicinales, sa mère l'utilisait plutôt pour délayer la peinture de ses pinceaux.

Rhumatismes

Plusieurs se souviennent des doigts de leurs grands-parents, tordus par l'âge et par l'arthrite, mais aucun ne connaît de remède miracle. Ni à l'époque ni aujourd'hui. Il reste que certains soins étaient prodigués pour tenter de soulager les douleurs, qu'on croyait autrement inévitables. « Les rhumatimes qu'ils disaient. Fallait qu'ils endurent le mal. »

2. Prendre une feuille de chou, la mettre au congélateur jusqu'à ce qu'elle soit gelée, puis l'étendre sur les articulations douloureuses. Remplacer la feuille de deux à trois fois par jour.

3. Se frotter avec ce qu'ils avaient de plus fort, de l'huile camphrée chaude, du Liniment Minard ou encore, le « meilleur » selon M. Leonard, celui pour les chevaux, le *horse liniment*.

4. Se faire un cataplasme de ce mélange maison : vinaigre, térébenthine et blancs d'œuf. Appliquer sur une flanelle rouge, et recouvrir l'articulation douloureuse[11].

Une autre variante de ce mélange nous vient de la grand-mère de Mme Élisa, elle-même âgée de 92 ans.

> *« Elle mettait du blanc d'œuf, d'la tourmentine, d'la graisse, du saindoux, elle brassait tout ça ensemble, et elle mettait ça dans une bouteille. C'était assez fort, elle mettait ça pour l'arthrite. »*

5. Se frotter les jointures quatre ou cinq fois par jour, avec de l'iode foncé quand on a vraiment mal. Mme Robina nous raconte que les jeunes filles s'en enduisaient les jambes, pour les avoir « bronzées ».

> *« They painted their legs with black iodine to look like they had tanned legs, if they had a skirt on. But then they used to really past it on four or five times a day if they had rheumatism or arthritis. »*

Le nom **chiendent** vient peut-être du comportement des chiens qui en mâchent pour se nettoyer les dents. Diurétique doux mais efficace, cette herbe vivace combat entre autres les infections des voies urinaires et protège des irritations en augmentant le volume des urines[12]. Ses racines sont utilisées en infusion ou en décoction.

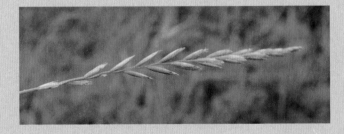

6. Prendre une aspirine, voilà ce que les gens devaient faire, suppose M. Hélier. « *Mais pas des Tylenol, il n'y en avait pas!* »

7. « *Mettre du chaud là où ça fait mal* », nous dit une fermière du Havre… « *Mais des fois c'est du froid* », nous dit une autre.

8. Boire une décoction de racines de chiendent.

   « *Ah! pis d'la racine de chiendent. I'faisaient bouillir ça, pis i'boivaient ça d'même. C'était encore pour les rhumatismes, quequ'façon d'mal comme ça là. D'la racine de chiendent. Moi j'me rappelle de ça. Moi j'me rappelle beaucoup d'affaires.* »

9. Faire tremper les racines d'herbe jaune jusqu'à ce que l'eau soit colorée, et boire.

   « *Pareil comme l'arthrite et ces affaires-là, c'était l'herbe jaune. On en a cassé d'l'herbe jaune. I'mettaient ça dans un pot d'eau et on prenait ça. Ça faisait du bien.* »

10. S'envelopper les jambes de goémon, une algue qu'on trouve sur les plages de l'archipel. Une pratique plus rare mais connue de plusieurs.

    « *Moi j'ai vu Wilfrid Renaud prendre du machine, du goémon, toute s'envelopper, les deux jambes toute enveloppées là-dedans.*
    – *Les longues frisées?*
    – *Oui, qui r'ssemblent à une lasagne. Les grandes choses plates.*
    – *Le goémon, c'était pour son rhumatisme. Il avait mal aux jambes et il disait que ça lui faisait du bien. Je l'ai vu deux-trois fois faire ça, j'étais plus jeune, ça d'vait faire… les premières années quand j'tais mariée.* »

11. Se masser avec de la gelée d'aloès, contre l'arthrite.

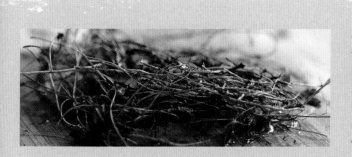

Ce que les Madelinots appellent l'herbe jaune est en fait de la **savoyane**, ou coptide du Groenland, une petite plante ressemblant au fraisier, qui se reconnaît à ses longs rhizomes de couleur vive, jaune orangé. Ses racines au goût amer servaient dans la préparation de plusieurs remèdes, pour leurs propriétés antiseptiques et toniques.

« Y'a une madame qui faisait d'l'arthrite, eh bien c'est ça qui l'a guérie, l'aloès.

– Soulagée de ses douleurs ou guérie?

– T'sais l'arthrite, tu viens toute avec les mains tordues…. Eh bien elle prenait la plante, et elle se massait avec ça. Ça a arrêté. C'est elle qui m'avait dit ça. »

12. Pour l'arthrose, laisser une patate dans ses poches. « Ça ne coûte pas cher d'essayer! » nous assure M. John Fred.

Peau

Acné

Bien qu'elle soit assez fréquente chez les adolescents, un seul remède nous a été mentionné pour aider à se débarrasser de cette indésirable affection.

1. Prendre une cuillerée de soufre et de mélasse quotidiennement pendant neuf jours.

   « Oui pis moi j'ai connu aussi, quand les boys et les p'tites filles faisaient beaucoup d'acné, c'était une neuvaine à la mélasse et du soufre. Il fallait qu'i' prennent une cuillerée à soupe par jour pendant neuf jours. Tu pétais avec ça, mais c'était efficace. »

Ampoules

Pour les ampoules sur les mains, fréquentes chez les pêcheurs qui *hâlaient** leurs cages à homards :

1. Mettre du sel d'Epsom puis bander la plaie.

2. Mettre sur les ampoules de l'« encens », ou gomme d'épinette « levée » dans le bois, séchée puis moulue, croyons-nous.

3. Appliquer un onguent fait de suif de mouton et de moisissure (de couleur jaune) recueillie sous les bardeaux de cèdre. Ceux qui n'avaient pas de suif de mouton pouvaient le remplacer par du lard.

   « They used to make salve, or ointment. You get mold, formed on the shingles of an old building, and you mixed it with sheep tallow… the fat from a sheet meat. Some people used lard when they didn't have sheep tallow, put in tiny jars and it's good to heal cuts, very good to put on blistered heals. It was yellow… »

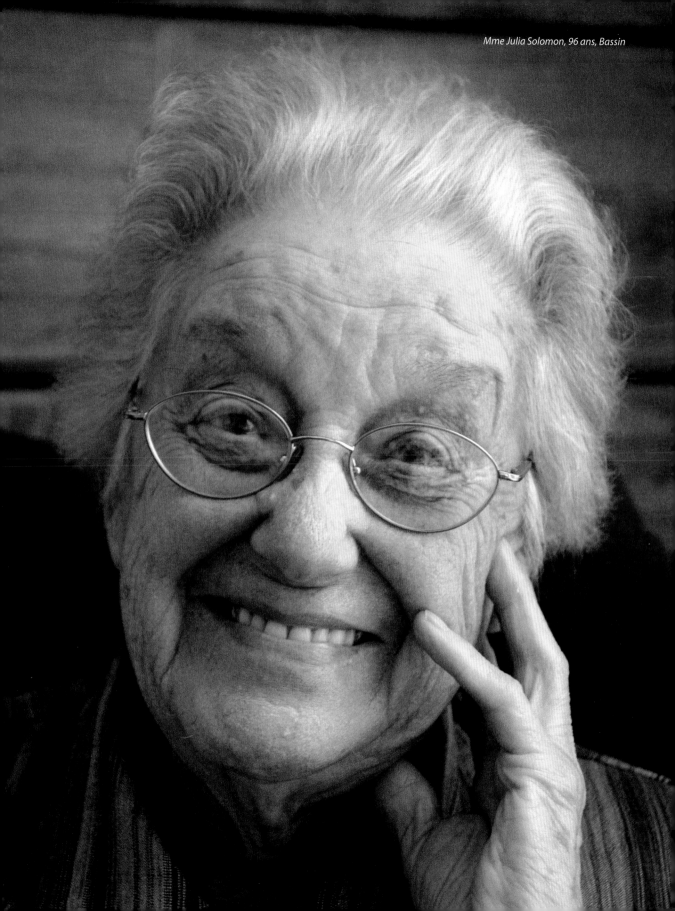

Mme Julia Solomon, 96 ans, Bassin

Bleus

Pour ces petits hématomes qui apparaissent sur la peau après un coup, quelques soins étaient portés.

1. Faire un cataplasme de persil. Faire bouillir le persil puis le mélanger à de la mie de pain. Mettre au froid puis étendre sur le bleu.

   « Moi j'me souviens j'avais été aux framboises avec Albert, j'tais tombée dans les framboises. Je m'étais pas arrêtée, mais le lend'main matin quand j'suis venue pour m'habiller, j'étais toute en sang, à la grandeur, c'était bleu. J'ai Julia Solomon, qui m'avait rencontrée sur l'entrefaite, elle m'a dit : "As-tu du persil?" J'ai dit : "Non", et elle a envoyé Edwin m'en porter. Elle a dit tu vas t'faire un cataplasme… tu vas mettre ça là-d'ssus. Tu sauras que j'aura mis ça, un gros cataplasme de persil, pis après une journée, c'était tout parti. »

2. Pour éviter que le bleu se répande, mettre un linge imbibé d'essence de vanille.

3. Badigeonner un œuf cru sur la peau bleuie.

Blessures variées

Ces petits bobos laissés sans nom particulier dans les souvenirs des gens – éraflures, petites rougeurs, enflures ou autres irritations cutanées –, nous les classons ici. Pour certains, seule une meilleure hygiène servait à remédier au problème. Pour d'autres (et d'autres bobos aussi), certains produits étaient appliqués au meilleur de leurs connaissances.

1. Bien se laver les mains et les avant-bras, là où l'humidité et le frottement des vêtements (de pêche) irritaient la peau.

   « But the arms… awful rotten… hands all swollen. I went to the doctor and asked, here's what he said: "Go home and wash your arms, keep washing your arms, you don't wash your arms enough." We didn't wash that high, we washed the hands… »

2. Faire sécher du goémon, le moudre, le mettre dans un sac en tissu et tremper dans le bain. Ce remède est bon pour la peau, nous dit-on.

   « Très bon le goémon. Ils paient des prix de fou astheure, pour aller donner un bain, au goémon. À Gaspé! Mais nous aut', on avait ça nous autres. On faisait sécher ça. On passait ça au moulin. Pis on mettait ça dans un sac dans l'bain.

– Pour avoir une peau douce?

– J'sais pas. C'était bon pour le bain. En dehors, y'a des p'tits gâteaux avec du goémon par-dessus. Des sushis. Au goémon. »

« Le goémon? Ils faisaient du fumier avec ça.

Pour les bains aussi. I'mettaient ça dans l'bain, pour la peau. Y'a de l'iode là-d'dans. »

3. Appliquer une graisse antibactérienne prévue pour les pis de vache.

« Dans les années 1950, il avait passé une espèce de maladie d'peau. Des bobos. Des bobos et ils savaient pas quoi faire pour soigner les enfants. On restait plaqué. Et c'est ton père qui nous avait donné une graisse, ou un onguent, et lui i'mettait ça su'les tétines de vaches. Les pis de vache. Et c'est avec ça qu'y'ont traité leurs enfants et qu'y'en sont venus à bout. J'me rappelle plus du nom…

– C'était pour les animaux.

– J'sais que c'était bon pour nous. »

4. Faire des cataplasmes avec du plantain, c'est-à-dire mélanger la feuille avec un corps gras et de la farine. Recouvrir le bobo.

5. Faire un pansement à base de gomme de sapin, *« un espèce d'onguent »*.

Coups de soleil

1. Couler du thé froid ou du lait froid sur la peau rougie.

2. Saupoudrer du soda sur la peau.

3. Mélanger de l'eau de chaux avec un peu d'huile d'olive.

« Ou de la chaux. L'eau d'achaux. Ils mettaient de la chaux, su'les maisons, mais là avec de l'eau, et un p'tit peu d'huile d'olive, ça s'séparait d'l'eau, paraît que c'était extraordinaire. Pour les brûlures… et pis sur les coups de soleil! »

Dartres

Des tartes? Des dates? Des quoi? D-A-R-T-R-E m'a finalement épelé sœur Marguerite. Il s'agit d'une maladie de la peau causant la formation de plaques sèches et squameuses, roses ou blanchâtres[13]. Ce problème de peau est le résultat d'une infection par un champignon ou un microbe, et peut causer un durcissement de la peau, comme certaines personnes ont pu me le rapporter.

1. Appliquer un mélange de beurre frais, de cire à chandelle et d'alun pendant quelques jours.

    « Moi, c'était d'même, les dartres, ça r'ssemble à d'l'eczéma, mais ça vient tout enflammé. Elle l'emmenait chez eux, pendant l'hiver, et elle a tout fait partir ça. Elle mettait du beurre frais, d'la chandelle, d'l'alun, c'était brun, un onguent… cinq-six jours et c'était parti. »

    « C'est elle, elle faisait passer des dartres qu'y'appelaient (nous autres on appelait ça des tartes). Ça vient une plaque là d'même, pis ça vient tout sec et toute rouge. Y'en a une là, elle en a guéri plusieurs… Elle mettait du beurre frais, d'l'alun. On dit d'l'eau d'alun, ça c'était clair comme un pain… D'la chandelle. Elle faisait passer ces dartres-là, pis elle disait des mots de prière, mais on sait pas c'qu'elle disait, elle nous faisait passer des affaires, mais elle nous a jamais dit ce qu'elle disait, pis elle le passait pareil. »

2. Mettre du lait chaud.

    « Moi j'tais pas grande, une année elle en avait eu dans l'côté d'la tête. Elle avait eu, les cheveux s'en sont venus qu'à tomber, y'appelaient ça des dartres. Ma mère lui a fait guérir ça avec du lait chaud. Puis aujourd'hui, elle le dit, la peau de c'côté là d'la tête est restée plus dure. »

3. Pour les dartres (« et le psoriasis », ajoute une femme), mettre du Vicks et entourer d'un Saran Wrap. Pour soulager, mais peut-être pas pour guérir, rajoute-t-on.

Démangeaisons

Voilà quelques petits ingrédients à rajouter dans la baignoire ou à appliquer sur la peau, pour soulager les démangeaisons de toutes sortes.

1. Prendre des bains avec du soda à pâte.
2. Mettre de la farine d'avoine dans l'eau du bain.
3. Mélanger de la fécule de maïs à du saindoux et graisser l'endroit irrité.

Eczéma

On se souvient d'un onguent, de son odeur, de sa petite boîte ronde et plate, en métal. Graisse du « Dr Chasse », « Dr Schwartz »? Les noms s'embrouillent. « *Fallait faire venir ça des journaux, on ne pouvait pas avoir ça aux Îles. Les Cummings en faisaient venir.* » On avait ça pour l'eczéma. Autrement, quelques remèdes maison existaient.

1. Appliquer un mélange de graisse et de crottin de chèvre noire ou de vache noire sur la peau.

   « *Fallait qu'elle soit noire. Et ça a marché pour ma sœur. Elle en a eu longtemps. I'faisaient sécher ça et ça v'nait comme d'la poudre. Maman en faisait. J'me souviens pas avec quoi elle mélangeait ça par exemple, mais ça faisait comme une graisse. Ça d'vait être du saindoux. Y'ont guéri un monsieur avec ça, il avait de l'eczéma partout.* »

2. Étendre des feuilles de chou dans le lit, dormir dessus, pendant plusieurs nuits.
3. Mettre de l'urine sur les endroits atteints.

   « *J'avais d'l'eczéma su'les mains, pis j'sais pas, j'avais entendu parler d'ça. Se pisser su'les mains, pisser d'ssus. "Dis-moi pas qu'tu veux j'me pisse su'l'dos!" J'ai pissé sur moi quand j'tais p'tit, mais astheure j'pisse pu!* »

4. Faire un cataplasme d'avoine (de gruau).
5. Aller chez la guérisseuse, celle de « su'les Caps ». On ignore cependant ce qu'elle faisait.

Érésipèle

La peau est rouge, luisante et douloureuse, il s'agit d'une infection de la peau qui atteint surtout les adultes après 60 ans et qui touche plus fréquemment les membres inférieurs. Quelques-uns se rappellent l'érésipèle de leurs parents. On le soignait avec des plantes, des emplâtres. Lesquelles exactement, on ne saurait me dire, mais ces soins devaient durer quelques semaines, voire des mois.

« *Des fois, avec les plantes, c'était long. J'me rappelle que ma mère faisait des érésipèles. Elle soignait ça avec des plantes, des emplâtres… Mais ça allait plus vite avec les antibiotiques. Moi j'en ai fait trois, mais avec les antibiotiques ça va vite. Ma mère, j'le sais, ça prenait des mois.* »

Fesses irritées

Il fallait s'occuper des petites fesses rougies par les langes humides des bébés, puisque les couches aux pellicules archi-absorbantes et perma-sèches n'étaient pas de ce temps.

1. Faire chauffer de la farine dans la poêle jusqu'à ce qu'elle soit brune et saupoudrer sur les fesses de bébé.

2. Utiliser de la fécule de maïs pour assécher la peau des tout-petits.

Peau sèche

Avoir la peau sèche n'est certainement pas une maladie, mais la réhydrater faisait partie des soins dont on se souciait.

1. Pour la peau sèche, se frotter avec du lard.

2. Faire fondre du suif (de bœuf) et s'en frotter les mains.

Piqûres

Piqûres d'insectes : celles qui démangent, celles qui font mal, celles qui s'infectent. Des petits trucs bien d'ici, encore pratiques aujourd'hui.

1. Faire bouillir du lait et appliquer directement sur la piqûre, ou faire une compresse de lait bouilli et de mie de pain.

   « C'est contrepoison. Une fois j'm'étais fait piquer et ma mère avait fait bouillir du lait et ça avait passé drette. »

   « C'est du pain. Du pain à tremper dans du lait pour les piqûres. Dans le lait Carnation, ça enlevait le dard d'la guêpe. »

2. Faire un cataplasme de plantain. Déposer une feuille directement sur la peau ou la couper et la mélanger avec un peu de gras.

3. Mélanger du soda à pâte et de l'eau jusqu'à l'obtention d'une pâte. Recouvrir la piqûre de celle-ci.

4. Frotter la piqûre avec du sable.

5. Mettre de l'iode.

6. Tenir une cenne noire sur la piqûre, la cenne prendra le mal.

« *Quelqu'un qui s'aurait piqué sur un doigt, tu prenais un cenne noire, et tu mettais, tu serrais bien fort, tu l'enveloppais. Ça marchait ça. Les parents disaient tout l'temps d'garder un cenne noire l'été dans ses poches. On disait qu'l'infection s'en allait dans la cenne.* »

7. Et pour les mains de pêcheurs, piquées au poisson rouge ou à la *boëtte**, c'était de l'alcool à friction ou de l'eau de Javel, pour prévenir l'infection.

« *Un dard de poisson rouge pris dans l'dessus du pied, j'ai continué à travailler, mais l'dard de poisson rouge ça faisait enfler. Pis ça faisait mal. Je l'ai enlevé avec des p'tites pinces, ça saignait un peu pis on mettait d'l'eau de Javel.* »

Poumons

Asthme

Encore aujourd'hui, bien peu de remèdes semblent avoir la capacité d'enrayer l'asthme totalement. Les pompes soulagent certainement, d'autres médicaments font taire les symptômes, mais la maladie reste ou disparaît sans qu'on ne puisse savoir exactement pourquoi. Aux Îles-de-la-Madeleine, nos grands-parents n'avaient guère plus de remèdes miracles. Certaines plantes étaient associées aux problèmes pulmonaires telles la tanaisie et l'herbe jaune, mais l'asthme demeurait problématique.

Or, quelques personnes âgées m'ont parlé d'une femme et de son don pour guérir cette affection chronique. À ma grande joie, cette dernière a accepté de me rencontrer. Nous la présentons au chapitre 3.

Mauvais mal du poumon

Le *mauvais mal* était en fait le cancer. Nos aïeux n'étaient pas dupes, ils connaissaient la gravité de cette maladie. Mais devant ce qui pouvait sembler inévitable, comme on le fait encore aujourd'hui, on gardait espoir et on mettait tout en œuvre pour tenter de retrouver la santé; tout ce qui nous paraissait logique, tout ce qui était possible.

1. Boire des décoctions d'herbe jaune : faire bouillir des racines de savoyane pendant une vingtaine de minutes et boire l'eau tiédie.

2. Boire du mercurochrome dilué dans l'eau.

3. Prendre quelques gouttes d'iode diluées dans un verre de lait, et augmenter graduellement le nombre de gouttes à chaque jour.

> *« T'as entendu parler de l'iode dans l'lait? Tu prends des gouttes, tu commences avec une goutte, et après quelques-unes, tu commences tranquillement, et tu prends ça. Pour les poumons. Il était rendu à 10 gouttes, dans un verre de lait. Ça v'nait d'un gars qui v'nait d'par chez nous. Ça a l'air qu'il s'était guéri avec ça. Y'avait pas d'hôpital, y'avait rien. »*

Pleurésie

Inflammation de la membrane qui entoure les poumons, la pleurésie se développait parfois à la suite de pneumonies ou d'autres affections pulmonaires telle la tuberculose. Bien que peu de personnes aient partagé des souvenirs liés à ce trouble de santé, on la nommait quelquefois en mentionnant les bienfaits de la plante censée la soulager : la tanaisie.

> *« Ben c'était le tanesie. Y'allaient cueillir ça et i'le faisaient bouillir quand t'avais une grippe. C'était très bon. C'était très bon, pour les pleurésies. Nous autres, il y avait une femme âgée qui avait toujours du tanesie dans son jardin. »*

Pneumonie

1. Faire un emplâtre de moutarde (moutarde sèche, farine et graisse, « *soit du shortening, de l'huile, du beurre… n'importe quoi* ») et le laisser 10 minutes.

> *« Ils faisaient ça avec d'la farine, mais pas trop d'farine.*
> *– C'était une cuillerée à thé. Si t'en mettais trop, ça collait pas.*
> *– D'la moutarde sèche? Les p'tites boules?*
> *– Oui, pas de la jaune comme aujourd'hui. C'était fort.*
> *– Tu t'mettais ça su'l'estomac c'était fort et ça aurait pu t'brûler la peau.*
> *– Du moment qu'ça commençait à chauffer, tu l'enlevais. Tu mettais ça dans un linge blanc.*
> *Fallait que ça soit un linge blanc, c'est ce qu'ils disaient. »*

2. Prendre du sirop d'herbe jaune. Mme Thérèse se rappelle un garçon de Pointe-aux-Loups que sa mère avait guéri d'une pneumonie à l'aide de cette mixture.

3. Faire un cataplasme de farine d'avoine.

« Moi à l'âge de cinq ans, j'étais prête à mourir, j'avais une pneumonie. J'étais couchée sur la chaise. Et y'a une femme qui est venue chez nous, elle m'a mis un cataplasme de… non pas de moutarde, de farine d'avoine. Sur l'estomac, et j'ai revenu. C'était bon pour ça. »

Problèmes digestifs

Appétit

Dans la famille de sœur Marguerite Bourgeois, de Bassin, un livre a été écrit pour conserver les pratiques anciennes. Pour le manque d'appétit, voici ce qu'on y lit :

1. « L'herbe jaune. Ses racines sont jaune-orange, de 30 à 40 centimètres de longueur, et on les trouve principalement dans la mousse. Une tasse de racines de savoyane, trois tasses d'eau et du sucre. Laver les racines, faire bouillir l'eau et les racines pendant une heure, ajouter un peu de sucre, refroidir avant de boire. Recommandé pour le scorbut et le manque d'appétit. »

Diarrhée

1. Boire de l'eau de riz : faire bouillir du riz et boire l'eau refroidie.

2. Fécule de maïs : deux cuillerées à table de fécule délayée dans de l'eau froide (ou mélangée à de l'eau de riz). Réessayer après quatre heures si rien n'a changé.

« But corn starch to stop diarrhea, I've done it time to time and it worked. Mix it with cold water and drink it. And if it doesn't work after four hours do it again. Two tablespoons in cold water, and drink it. »

3. Prendre quelques gouttes d'extrait de fraise. Mme Élisa les mettait dans du lait.

« Il était bébé, peut-être quatre-cinq mois. On a fait v'nir le docteur Brochu. Tous les jours i'v'nait ici, le docteur Brochu. Pis un jour il a dit : "Tu peux sortir son linge pour l'enterrer, parce que moi j'viendrai plus, j'peux rien faire, il va mourir." Si i'buvait, tout passait droite pareil comme si y'avait pas bu. Quand il eut été parti, j'ai dit à mon mari : "Moi j'vais l'essayer. Si

moi j'le tue, c'est pareil comme si i'mourait d'sa belle mort." J'ai dit : "Je l'essaye." M'en ai été
au magasin coopérative en bas, j'ai apporté une bouteille d'extrait d'fraise. Rouge, une p'tite
bouteille de même. Pareil comme du jus de graine. J'en ai mis deux gouttes dans une once de lait.
Là il l'a bu. À la cinquième goutte, j'voulais pas en mettre beaucoup. À mesure j'augmentais, à
mesure que ses selles changeaient, pis un moment donné ses selles sont devenues normales. Là j'ai
dit : "Je l'ai." Il a commencé à manger et il avait un appétit. »

La petite fraise des champs était en effet utilisée par les autochtones pour remédier à la diarrhée. Feuilles et racines fraîches étaient coupées en morceaux puis infusées pendant une dizaine de minutes, offrant une tisane, à boire jusqu'à la guérison complète. Pour ce même mal, les Madelinots ont plutôt mentionné l'essence de fraise, achetée en petite bouteille[14].

4. Boire du lait bouilli mélangé à du poivre.

5. Prendre une ou quelques cuillerées de mélasse avec du poivre.

6. Prendre une infusion de tanaisie.

> *« Y'avait du tanesie, j'sais pas c'que c'est que l'vrai nom. Ça c'était un r'mède miracle. Pour la*
> *grosse diarrhée, c'est vraiment un miracle. On l'fait bouillir, on l'boit. La feuille, toute. D'abord*
> *on l'met dans l'eau chaude pour enlever les… mais après on l'fait bouillir. C'est vraiment*
> *miraculeux. Avec une tasse, c'est fini. »*

Bien qu'elle ait ici servi à contrer la diarrhée, la tanaisie n'est généralement pas reconnue pour cette propriété. Au contraire, des ouvrages relatent plutôt ses effets puissamment vermifuges (voir p. 96)[15].

Constipation

1. Prendre de l'huile de castor.

> *« Quand une personne… quand ses intestins marchaient pas, c'était l'huile de castor. J'sais pas*
> *si tu connais ça, mais y'avait des bouteilles d'huile de castor… »*

2. Faire tremper des graines de lin pendant la nuit et boire au matin.

> *« Ça faisait comme un genre de sirop, c'était bon pour ça. Ça faisait gluant et elle le prenait*
> *comme ça. »*

3. Faire un suppositoire avec du savon jaune.

   « Moi j'avais un bébé qui était constipé. Ça fait longtemps, il est rendu à 60 ans. Ça fait que j'ai demandé à la garde Hubert, l'infirmière, elle a dit : "As-tu du savon jaune?" Je suis allée en chercher. Elle en a pris un p'tit morceau, comme un p'tit suppositoire, elle lui a envoyé ça dans l'rectum, et c'était fini. »

4. Boire des infusions de feuilles de séné, celles-ci achetées en magasin.

Hémorroïdes

Quelques-uns se rappellent une petite boîte bleue dans la pharmacie familiale, un onguent pour les hémorroïdes. Nul ne se souvient du nom, et encore moins des ingrédients. D'autres types de soins sont nommés, provoquant cette fois éclats de rire chez les gens autour; une réaction qui laisse croire que ces remèdes étaient peu répandus.

1. Mettre un peu d'étoupe, normalement utilisée pour calfeutrer les bateaux.

   « C'était fort, mais on mettait ça! »
   « En tout cas, comme on n'avait pas grand-chose et qu'on n'avait pas d'argent, on procédait avec les moyens du bord. »

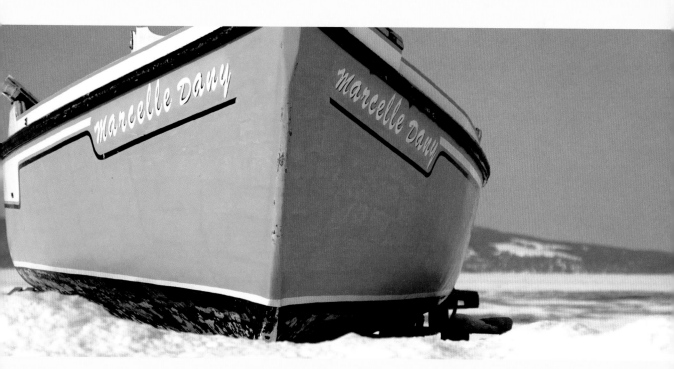

2. Un bain de siège dans l'eau chaude.

3. Un bain de siège dans de l'eau de bouquet blanc bouillie. Un remède ancien, mais dont l'efficacité est ici mise en doute.

   « Ils faisaient bouillir ça et ils s'mettaient les fesses là-d'dans. Ça m'a rien donné. Je les avais en chou-fleur, j'étais enceinte. Elle m'a dit : "Va t'chercher du bouquet blanc et fais-toi un bain de siège avec ça… Ç'a rien donné." »

4. Faire bouillir du trèfle rouge pendant une trentaine de minutes, couler et s'éponger avec cette eau.

5. S'asseoir sur la glace (habillé ou nu-fesses, l'histoire ne nous le dit pas!). D'autres, au contraire, avaient appris à ne pas s'asseoir sur du froid, pour éviter *« d'attraper les hémorroïdes. Le froid, c'est mortel! »*

Mal d'estomac

Trop mangé, début d'indigestion, voici comment on apaisait ces malaises.

1. Prendre une tasse d'eau chaude avec du vinaigre. Certains y ajoutaient du soda, d'autres, du sucre.

   « Du soda. Camile il faisait ça, mélanger une demi-cuillerée de soda à pâte, dans un verre d'eau tiède, et boire immédiatement. Et c'est vrai, c'est très efficace, et la p'tite boîte de bicarbonate de soude est toujours dans les pantrys*. »

2. Boire de l'eau chaude, tout simplement.

3. Poser des bouillottes d'eau chaude sur le ventre.

4. Boire une décoction de genévrier.

   « Nous autres on prenait ça pour la digestion. La baie et la branche. On faisait infuser ça, ça s'buvait assez bien. On faisait bouillir dans l'eau cinq minutes. Le soir, pour la digestion. »

5. Prendre une cuillerée d'extrait de menthe dans de l'eau.

   « Ils mettaient ça dans l'eau, parce qu'on avait une mauvaise digestion. »

6. Boire une décoction de racines de chiendent.

   « Le chiendent, chez nous on s'en servait. Y'en avait tout l'temps. C'était p't-être pour les crampes dans l'ventre. La nourriture était forte, y'avait beaucoup de viande. On avait nos animaux, on mangeait beaucoup de viande et d'poisson salé. Quand on avait mal au ventre, on avait mal au ventre. »

Sang

Pression sanguine

Très peu de personnes ont mentionné les troubles de pression artérielle. Étonnant, si on pense à tout le sel utilisé pour conserver les aliments et à son lien avec la pression sanguine. Il est difficile de croire que les Madelinots d'antan n'en aient pas souffert, mais peut-être n'était-elle simplement pas diagnostiquée?

Selon les divers ouvrages traitant de remèdes naturels, l'ail aiderait à prévenir la haute pression. Or, ce bulbe a fait son apparition aux Îles assez tardivement, puisque aucun des aînés n'en comptait parmi les aliments de son enfance. Aucun, à l'exception d'une femme, qui en connaissait les bienfaits.

> « Et pour la haute pression?
> – Jamais entendu parler d'ça.
> – De l'ail, ma grand-mère Christine... J'sais pas où elle prenait ça. C'était une religieuse, p't-être qu'elle avait des trucs pris à quequ'part. J'sais ben pas. C'était une personne qui connaissait toute. »

Saignements

Saignements de nez, saignements causés par une blessure, hémorragies internes : les saignements étaient de natures diverses. Plusieurs personnes étaient reconnues pour leur pouvoir de faire cesser le sang de couler (voir p. 47). Pour les incrédules ou ceux ne connaissant pas ces ressources, les soins étaient autres.

1. Attacher quelque chose, un linge ou un élastique, autour du membre coupé. Pour arrêter le sang.

> « Oui y'en avait qui arrêtaient le sang.
> – Ben oui, i'serraient ça comme ça, avec des linges…
> – Non, i'disaient que c'était un don qu'y'avaient. La septième fille… J'sais qu'y'en avait qui arrêtaient le sang.

– Moi'ssi, j'ai eu connaissance de ça. En masse… i'serraient, i'serraient, à force de serrer… ça arrêtait! »

2. Mettre du soda ou de la farine pour faire cesser l'écoulement de sang.

3. Pour les saignements de nez, surprendre la personne en posant des clés froides sur la nuque.

« On mettait des clés frettes dans le cou. Des clés frettes frettes qui venaient de… ben y'avait pas d'frigidaire dans c'temps-là, mais des clés qui étaient au frette là. Frettes frettes là. C'est la surprise qui faisait ça, mais j'sais pas si c'était bon pareil. Mon frère là, un m'ment donné je l'savais pas, ben il me l'avait pas dit, j'avais le cou là pis là y'a arrivé en arrière de moi, je saignais du nez. Ah! Pis ça a arrêté. »

Sang faible

Être faible de sang, avoir le sang faible, voilà des termes maintes fois entendus et qui, je l'ai déduit au fil des propos, parlent d'un manque de fer, peut-être d'anémie. Aux femmes, après un accouchement ou non, et à tous ceux qui étaient pâles, on préparait un jus ou on dénichait une pilule rouge, qui allait *fortifier le sang.*

1. Boire du jus de *chassepareille*, ou salsepareille.

« Astheure, t'entends pus parler d'ça la chassepareille, t'entends pus parler d'ça, mais dans l'temps… ils faisaient du jus avec ça. Ils disaient que c'était bon pour le sang. Ceux qui étaient faibles de sang. »

« Pour les femmes qui avaient accouché, pour les r'monter, c'est c'qu'on disait. »

2. Prendre des pilules rouges.

« Elles s'appelaient les pilules rouges, pour quand on était anémique. C'était pas la même chose que les Dodd's. Les pilules rouges, c'était des pilules de fer. »

Troubles urinaires

Difficulté à uriner

Possiblement causée par des infections urinaires, la difficulté d'uriner était un trouble pour lequel on connaissait des remèdes.

1. Faire une décoction de prêle des champs : faire bouillir la partie aérienne des *queues de renard**, filtrer et boire.

    « *J'sais pas si y'avait d'la misère à uriner ou quoi, mais ma mère lui faisait bouillir du prêle des champs. On appelait ça des queues de renard, tu le noteras, c'est comme une queue, tu vois ça partout dans les champs. Elle avait fait bouillir ça et il l'avait pris. Elle lui avait fait un genre de tisane avec ça, pour les reins. Pour faciliter l'élimination…* »

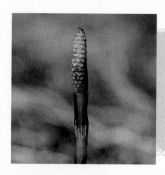

L'efficacité thérapeutique de la **prêle des champs** est essentiellement due à sa haute teneur en silice. Elle est un excellent agent coagulant et est reconnue pour ses propriétés astringentes et diurétiques (qui stimulent la sécrétion de l'urine)[16].

2. Pour faire uriner, prendre du nitrate de potassium (*niter* en anglais, un remède connu chez les anglophones seulement). Acheté en magasin, dans une petite bouteille bleue, et mélangé à de l'eau (ou à de l'alcool fort). Servait aussi pour les chevaux.

    « *Niter. Something to make you pee. For people… I remember there was a nurse one time, they mixed water and niter and drank it. I thought it was good for horses that had problem to pee but I don't know.* »

    « *And I think of something else, niter. Spirit and niter. If you had a bladder infection. But you can't buy that either.* »

3. Faire un cataplasme d'argile sur le ventre (au moins un centimètre d'épais!) pour les infections urinaires. Laisser en place de une à deux heures et répéter pendant quatre à six jours.

4. Pour d'autres, la solution est simple : « *Pour uriner, le meilleur, c'est boire de l'eau.* »

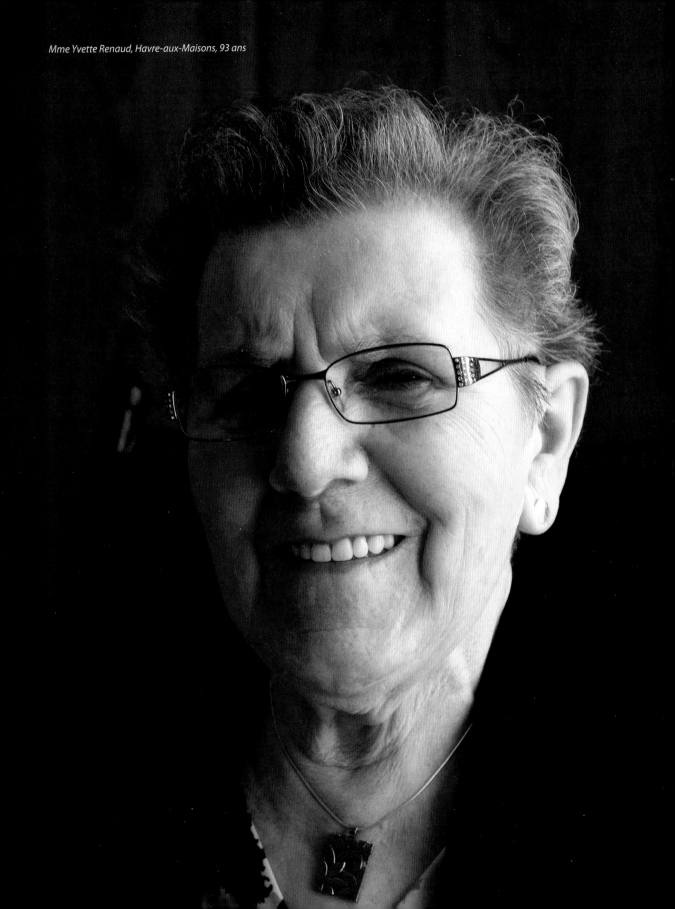

Mme Yvette Renaud, Havre-aux-Maisons, 93 ans

Pipi au lit

1. Faire bouillir des graines de citrouille, filtrer et boire. D'autres les mangeaient directement.

    « Les enfants qui mouillaient leur lit, même à l'âge d'aller à l'école, ils les guérissaient, ils leur faisaient boire des graines de citrouille. Ils les faisaient pas trop souper et ils faisaient bouillir des graines de citrouille qu'ils buvaient, ça les guérissait. »

Troubles de sommeil

Cauchemars

« Pour les cauchemars? On prenait l'oreiller, et faisait un X dessus. »

« Mes parents eux, ils nous faisaient une croix, en papier jaune. Pas n'importe quel papier, dans un sac jaune. Découpée à la main, et tu mets ça sous l'oreiller. En tout cas moi ça marche... Même mon p'tit-fils, quand il fait des mauvais rêves, j'lui dis : "Tu as mis une croix sous ton oreiller?" Il avait des capteurs de rêves, j'sais pas combien... mais avec la croix, il fait des beaux rêves. »

Insomnie

« Des problèmes de sommeil? On n'avait pas ça dans not'temps. » En effet, la plupart des personnes rencontrées nous avouent ne pas avoir souffert de ces troubles, du moins pas avant aujourd'hui. Les trucs qui font dormir sont ainsi peu nombreux.

1. Prendre un petit alcool chaud avant d'aller au lit : *« Hot toddies to go to bed. »*
2. Prendre un verre de lait chaud avant de dormir.

    « Cette madame-là, elle avait 92, et des fois elle voyait des gens qui prenaient des choses pour dormir, elle m'a dit : "Moi j'ai toujours bien dormi et j'ai jamais rien pris. Mais, le soir, avant d'aller dormir, j'prenais un p'tit verre de lait chaud." Et moi j'prends pas ça à tous les soirs, mais si ça arrive que j'me réveillerais la nuit, ou que j'aurais d'la misère à dormir, eh bien j'prendrais ça. Ça a pas besoin d'être très chaud, mais il faut pas que ça soit froid. »

Yeux

Quelque chose dans l'œil

1. Fermer les yeux et souffler par le nez. Une pratique de Mme Clarke semblable à celle de Mme Marie-Marthe :

   « *Pour une poussière dans l'œil, on prenait la paupière, on la mettait par-dessus, et on r'niflait fort.* »

2. Mettre une graine de lin dans l'œil : « *Ça faisait tout sortir ce qu'y'avait d'dans.* »

3. Souffler du sucre dans l'œil, du sucre à glacer ou granulé.

   « *Ils mettaient du sucre dans une main, pis i'soufflaient du sucre dans l'œil.* »

4. Passer doucement un jonc en or dans l'œil. Un truc que d'autres ont entendu pour faire passer des orgelets.

   « *Et quand ça avait pas marché* [souffler]*, elle prenait son jonc, elle avait un jonc en or, et j'ai encore vu une madame faire ça dernièrement. Elle nous tirait la paupière, elle passait son jonc et la poussière était partie.* »

Mal des glaces

Le mal des glaces est une irritation des yeux fréquente chez les chasseurs de loups-marins, qui passaient de longues journées sur les glaces sans aucune protection contre le soleil. La lumière réfléchie sur la neige ou sur l'eau fatiguait les yeux, les « *brûlait* ».

1. Demeurer quelques jours dans l'obscurité ou porter des lunettes fumées pour la même période.

   « *Oui, j'ai pogné ça l'mal de z'yeux. Ça durait cinq-six jours, il fallait toujours porter des lunettes noires, tout l'temps.* »

2. Mettre des poches de thé bouillies et refroidies sur les yeux et laisser en place une vingtaine de minutes.

   « *Ah oui, quelqu'un qui avait mal aux yeux de glace, c'était les poches de thé, de thé bouilli. Les feuilles de thé, i'les mettiont sur un coton, sur un chose, et i's'mettaient ça su'les yeux.* »

3. Mettre de l'eau de Pâques dans les yeux.

> *« J'avais les yeux faibles, j'allais chercher l'eau dans une source, qui coule, que les veines viennent. J'allais chercher une bouteille d'eau. »*

Divers

Les maladies, malaises ou petits bobos rassemblés dans cette section n'ont en commun que leur non-appartenance aux autres catégories. Ainsi, sans aucun lien entre eux, ces éléments complètent ce que nos aînés avaient à nous raconter.

Bouches et lèvres

Pour les lèvres gercées, par le froid ou par le soleil, voici ce qu'on nous propose :

1. Mettre sur les lèvres la petite membrane qu'on trouve à l'intérieur d'une coquille d'œuf.

> *« La p'tite peau, i's'collaient ça, pour le mal de lèvres. Edwin il a eu ça. »*

2. Chiquer l'herbe jaune, en faire un sirop ou simplement se mettre sur les lèvres l'eau dans laquelle les racines ont bouilli.

> *« Les pêcheurs avaient confiance à ça et traînaient leur flacon. »*

3. Mettre des têtes-de-violon (crosses de fougères) sur les lèvres sèches.

4. Chauffer une hache (faire chauffer la lame sur le poêle) et la poser sur les lèvres gercées. Une technique douloureuse mais, selon M. Jérôme, probablement efficace à cause des résidus de résine de sapin collés sur la lame. Cette résine est connue pour ses propriétés antiseptiques.

Pour les bobos dans la bouche :

5. Le plus commun, boire une décoction de racines d'herbe jaune ou chiquer les racines nettoyées.

> *« On allait chercher ça sur les terrains. Y'en avait pas partout, mais j'sais qu'pas loin y'en avait. On secouait ça un peu parce que ça v'nait d'dans la terre pis après ça, on faisait bouillir ça, et si quelqu'un avait mal dans la bouche, parce que ça arrivait, mal dans la bouche et aux lèvres, il faisait bouillir ça et il coulait ça pour qu'ça soit propre. »*

6. Boire de l'eau salée, ou simplement se rincer la bouche à l'eau salée.

7. Pour les petits ulcères, les aphtes, les brûler avec de l'alun.

> **L'alun** est un type de sel. C'est un minéral présent naturellement dans diverses régions du monde, mais qui peut également être synthétisé. Aux Îles, « t'achètes ça à la pharmacie, c'est comme un agent de conservation… c'est comme un produit chimique ».

Clous rouillés

Nos enfants étant aujourd'hui vaccinés contre le tétanos, marcher sur un clou rouillé ne suscite pas la même inquiétude qu'au temps de nos grands-parents. Bien qu'une panoplie de remèdes ait été proposée pour prévenir l'infection mortelle, les cas rapportés de trois personnes décédées de cette façon nous rappellent notre chance d'avoir aujourd'hui accès à la vaccination.

1. Mélanger de la couenne de lard avec de la térébenthine et l'appliquer là où le clou a pénétré la chair. Après 12 heures, nous dit-on, la rouille sera visible dans le lard.

   « And for a rusty nail, make a poultice made of pork rind [couenne], that's the fat, on the top of the slice, and mix it with turpentine. After 12 hours, piece of the rust will be seen in the pork. »

2. Appliquer du brai sur la plaie. Le brai (de houille, de pétrole) est un résidu pâteux de la distillation du goudron, du pétrole ou de la résine. Il est composé d'un mélange d'hydrocarbures et est cancérigène[17].

   « Qu'est-ce qu'y'avaient que c'était noir… du charbon? Elle avait ça dans un bocal, et disons qu'on aurait passé sur un clou rouillé, elle amollissait ça dans ses mains et elle le mettait su'le pied.
   – C'est pas du brai?
   – C'était noir, comme du goudron.
   – Moi j'sais qu'maman a n'en avait pas beaucoup parce qu'il fallait qu'i' l'ménagent. C'était quequ'chose qu'y'achetaient au magasin et ils le gaspillaient pas. C'était pour enlever la rouille par exemple, d'un clou rouillé. Ça aspirait vraiment. Moi j'en ai eu deux fois. »

3. Placer un oignon sur la blessure.

   « I'mettaient de l'oignon, un linge et un bas par-dessus, fallait qu'ça reste attaché là, où le clou avait été planté, pour faire sortir le méchant. On a fait ça souvent. »

4. Mettre du fiel de cochon sur la plaie.

> *« On prenait ça dans l'cochon, mais astheure on dit du porc. Ma voisine avait toujours sa bouteille. Pis c'est bon. C'est comme vert, jaune… On avait mis ça et c'était parti. »*

Douleurs menstruelles

Par douleurs menstruelles, nous entendons ces crampes abdominales, ressenties occasionnellement jusque dans les reins, au tout début des règles (et s'étendant malheureusement parfois sur plusieurs jours). Aujourd'hui, il est fréquent que les médecins prescrivent la pilule anticonceptionnelle pour diminuer ces douleurs. Dans le temps de nos grands-parents, « on endurait », m'a-t-on répété. Cependant, quelques-unes ont évoqué certains petits gestes réconfortants pour rendre ces moments plus supportables.

1. Boire une tasse d'eau chaude au gingembre. (On parle ici de gingembre moulu, puisque la racine n'a fait son apparition aux Îles que plus tard.)

2. Une bouillotte chaude, et de la patience. Conseil de sage-femme.

3. Un petit vin de messe, pour celles qui habitaient le presbytère.

4. Une petite marche jusqu'à la rive.

> *« The more you could exercise at that time, the more you kept the pain away. Aspirin was the only thing they had. »*

L'aspirine était en effet le seul antidouleur dont les femmes disposaient à l'époque. Bien que quelques-unes m'aient dit en avoir pris pour rendre leurs règles endurables, la plupart rajoutaient qu'elles ne sont plus conseillées aujourd'hui, puisqu'elles « *font saigner encore plus* ».

5. Boire une infusion de tanaisie, et s'emmitoufler.

> *« Y'a le tanesie…*
> *– Pour les menstruations?*
> *– Oui, avec les couvertes de laine, au chaud, et on aurait dit qu'ça m'faisait du bien. »*

Fièvre

Évidemment, la fièvre n'est qu'un symptôme, une élévation de la température corporelle qui nous indique que notre corps se défend contre un mal interne. Toutefois, nos aînés avaient des trucs pour la faire baisser, des trucs aujourd'hui largement délaissés devant la facilité, la rapidité et l'efficacité des divers médicaments.

1. Mettre des oignons dans les bas : couper les oignons en tranches et les mettre dans les chaussettes de façon à ce qu'ils couvrent la plante des pieds. Faire au coucher, et les garder en place pour la nuit. Remède numéro un de nos ancêtres.

    « Et moi j'ai vu les oignons cuits par la température, et j'exagère même pas. »

    « De quoi d'ancien qui a fait ses preuves! Des grosses tranches d'oignons dans les bas et c'pas long qu'la fièvre te descend.
    – Nous-autres, c'était du hareng qu'on mettait dans les bas! »

2. Placer des harengs salés sous les pieds, et remettre les bas pour couvrir le tout.

3. Faire tremper les pieds dans un mélange d'eau chaude et de moutarde sèche, ou mettre cette dernière dans les chaussettes (entre deux paires de bas, pour ne pas brûler la peau).

    « Ma belle-mère v'nait chez nous et elle leur faisait des bains d'pieds dans la moutarde, plus chaude que tiède, la plus chaude possible. Elle leur frictionnait les jambes, du pied jusqu'au genou, avec ce liquide-là, pendant une vingtaine de minutes. Elle leur faisait tremper une vingtaine de minutes et après il fallait qu'a mette tout d'suite les bas. Fallait pas qu'i' marchent nu-pieds, et ça, ça faisait baisser la température. Des fois, y'avait aussi mettre la moutarde sèche dans les bas, mais ma belle-mère, c'était vraiment des trempettes d'eau de moutarde. »

4. Faire bouillir du bouquet blanc quelques minutes, *couler* et boire. Les feuilles et les tiges étaient utilisées.

5. Laisser bouillir la tanaisie quelques minutes, *couler* et boire. Mettre du sucre au goût.

6. Se frictionner le corps avec de l'alcool, ou même « prendre un bain d'alcool ». (Or, une des dames présentes dans le groupe nous a raconté qu'un enfant atteint de forte fièvre était décédé après qu'on l'eut baigné de cette façon.)

7. Prendre un bain de glace. Peut-être pas moins dangereux que l'alcool, et assurément pas plus agréable!

8. Boire des décoctions d'herbe jaune (les racines de savoyane, bouillies pendant plus de 20 minutes).

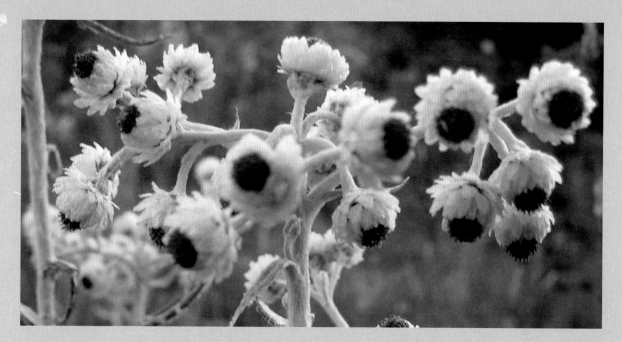

Les Madelinots la nomment **bouquet blanc**, les Acadiens *herbe de mortelle*. Il s'agit de l'anaphale marguerite. Dans la pharmacopée amérindienne, elle était utilisée en infusion avec des racines de molène vulgaire pour soigner l'asthme. Les Amérindiens appliquaient ses feuilles bouillies en cataplasme pour guérir les maladies de peau[18]. Les Madelinots l'associent davantage à la fièvre, bien qu'elle ait aussi été utilisée pour les maux de gorge et les hémorroïdes.

9. Mettre une petite quantité (indéterminée) de crème de tartre ou de soda dans un verre d'eau et boire. Un remède rapporté par nos aînés anglophones.

10. Insérer une couenne de lard salé dans les bas.

Hernie ombilicale

L'hernie ombilicale est causée par une petite ouverture dans la membrane du ventre (le péritoine), qui permet à l'intestin de sortir et de faire une bosse plus ou moins grosse sous la peau, au niveau du nombril. Mme Robina partage un truc qui consistait à poser un sou noir sur le nombril des bébés, à appuyer dessus avec un bandage et à laisser en place durant quelques jours. La membrane pouvait ainsi se refermer, avec l'intestin à l'intérieur.

Hoquet

Bien que le hoquet ne soit pas une maladie en soi, mais plutôt un malaise assez commun, quelques-uns ont échangé des trucs pouvant aider à le faire passer. Quelques chanceux ont un proche doté du don de faire passer ces spasmes du diaphragme pour peu qu'on pense à lui, mais pour les autres, voici ce qu'on nous propose :

1. Nommer une personne et dire : « Si tu m'aimes, prends-le! » « *Ça a l'air que ça s'en va.* »
2. Surprendre la personne, pour qu'elle fasse un saut.
3. Prendre une grande respiration et la garder le plus longtemps possible.
4. Boire de l'eau.
5. Aux enfants, donner un carré de sucre. « *Le sucre fera partir le hoquet de façon instantanée.* »

Jaunisse

Très peu de personnes ont nommé ce trouble de santé qui affecte souvent les nouveau-nés. Un seul remède nous a été mentionné, un remède qui fait toutefois sourciller.

1. Pour les enfants atteints de jaunisse, manger des poux de tête.

    Aussi inusitée que cette pratique puisse paraître, on la trouve dans plus d'un recueil de médecine traditionnelle acadienne expliquant qu'on faisait bouillir un certain nombre de poux (entre 3 et 11, tant que c'était impair) dans de l'eau, avant de les boire[19].

Maladie mentale

Moins bien connue, la maladie mentale ne semblait pas toucher l'entourage des personnes rencontrées. On m'a parlé d'une vieille tante, qui pouvait déchirer tout ce qu'elle avait sous la main, d'un homme du canton, qu'on disait « *faible un peu* » et qui mettait le feu aux bâtiments dès que la pleine lune apparaissait. Or, jamais on ne m'a parlé de possession, comme il se faisait à une époque plus lointaine. Certes il y avait les *fous*, mais seuls les cas extrêmes, de handicaps sévères ou d'agressivité, étaient envoyés à l'extérieur; à Saint-Michel-Archange, ou à Halifax pour les anglophones. Ce choix était toutefois difficile pour les familles, puisque bien souvent, une fois qu'ils étaient partis, « *on les r'voyait pus* ». Pour les autres atteints de *démence*, on les gardait. « *Ils mouraient à la maison. Dans c'temps-là, i'gardaient beaucoup leurs malades.* »

Mal de dents

Il semble s'agir d'un mal que peu de jeunes aient connu. Un mal si intense qu'on préfère s'arracher la dent à froid pour faire taire la souffrance. Un mal si dérangeant qu'une multitude de remèdes ont dû être tentés (voir aussi la section sur les arracheurs de dents, p. 46).

1. Insérer un clou de girofle entier tout au creux de la dent. L'huile dans laquelle on faisait macérer cette épice pouvait également être utilisée, coulée dans la dent.

    « Du clou de girofle. On mettait ça dans la dent. On avait des caries qui étaient creuses. Ça enlevait pas la carie, mais ça soulageait du mal. »

2. L'arrachage de la dent, à l'aide de pinces ou d'un *dabier**, par soi-même ou par la garde-malade, le médecin ou un homme du canton.

    « … Il nous arrachait la vie! »

    « Mais on avait tellement mal avant, on s'disait ça va faire mal, mais on n'aura pus mal après. »

3. Mettre une petite boule de brai dans la carie, ou encore de la poudre à fusil.

    « Du brai, du brai, avec d'la poudre à fusil d'dans. On coupait une machine, avec d'la poudre à fusil, tu faisais des p'tites boules, tu rentrais ça. Tu v'nais toute la mâchoire endormie. Tu mettais ça là. »

4. Écraser une aspirine et mettre la poudre sur la dent douloureuse.

5. Suspendre une petite patate ronde sur un fil qu'on place autour du cou, tel un collier.

    « Tu pognais une p'tite patate. On s'arrachait des patates, des fois y'avait des guerlots là. C'était gros à peu près comme mon pouce. Comme moi, j'en ai eu une pendant deux ans dans l'cou.
    – Deux ans?! »

    « Je crois qu'j'avais mal aux dents. I'm'avaient mis une p'tite patate dans le cou. Fallait qu'j'aille à l'école avec la patate, j'ai dit à ma mère : "La patate va prendre le bord."
    – Vous y croyiez pas?
    – Moi j'ai toujours dit : "Faut que je voye pour croire." »

6. Mettre du poivre ou du gingembre sur une tranche de pain, ou sur une patate tranchée, et la coller sur la joue endolorie par le mal de dents, le côté poivré sur la peau. Attention de ne pas brûler la peau!

   « *J'gardais ma p'tite sœur, j'tais jeune. Et ma p'tite sœur avait mal aux dents. J'avais vu ma grand-mère avec un morceau de patate et du poivre. Moi j'suis allée y mettre ça direct, je lui ai tout brûlé l'côté du visage. Ça m'a toujours resté pareil.*
   – Il aurait fallu que vous mettiez ça comment?
   – Fallait envelopper ça, j'sais pas. Y'en a qui mettaient ça pour le mal de tête. C'était fort. »

7. Mettre quelques gouttes d'essence de menthe (*papermane*) dans la dent cariée.

8. Mettre de l'iode dans la dent cariée.

   « *Ça c'est vieux d'la teinture d'iode. C'était des remèdes qu'on avait dans ce temps-là.* »

9. Insérer une petite corne de cheval (coupée du sabot) dans la carie.

10. Mettre du bleu de méthylène dans la carie.

11. Mettre du sel dans la dent cariée, « *un gros grain de sel* ».

12. Mettre un petit bout d'oignon dans la dent cariée.

13. Se tourner vers un guérisseur, une personne reconnue pour son don en matière de mal de dents. À Grande-Entrée, on pouvait aller voir la P'tite Énée (Annie), qui guérissait par la pensée.

Mal de tête

« *Du hareng dans ses bas et des patates sur la tête. C'est toute que des affaires!* » Les traitements jadis infligés pour soulager les maux de tête ont sans contredit été délaissés depuis, rapidité et simplicité des comprimés et cachets obligent. Aussi convaincus que les aînés aient pu être de l'efficacité de leurs anciennes pratiques, plus personne ne s'entoure la tête de patates pour venir à bout d'une migraine. « *Me semble d'aller au bingo avec des patates pour le mal de tête!* »

1. Trancher des patates crues, avec ou sans pelure, et déposer les tranches sur un bandeau de tissu. Saupoudrer de soda à pâte ou de poivre, et placer sur le front, les patates directement sur la peau. Laisser agir pendant quelques heures, ou jusqu'à ce que le mal soit parti.

   « *Quand elle l'enlevait, les patates étaient noères noères noères. Ça avait tout hâlé l'mal de tête pis la fièvre. Des rondelles de patates, avec la p'lure pis toute.* »

« T'as un gros mal de tête, une grosse grippe, tu prends un linge à vaisselle parce que tu peux faire le tour de tête avec, pis là t'enlèves la p'lure d'la patate et tu coupes la patate en tranches assez épaisses, pis tu mets ça su'ton linge qui est épais, pis tu mets du poivre dessus, tu t'mets ça, tu fais attention à tes yeux parce que l'poivre pourrait faire piquer les yeux. Tu t'attaches ça en arrière, pis quand tu fais d'la température, la patate elle cuit, ça devient noir et ça fait passer l'mal de tête. On n'avait pas de r'mèdes, fallait bien faire quequ'chose quand on était malades. »

« Mettez-vous des patates sur la tête, ça va vous l'passer l'mal de tête. Pis si ça l'fait pas, tu t'en mets sur la nuque, là tu fais descendre ta fièvre. »

2. Faire un bandeau pour le front, à partir d'un papier brun imbibé de vinaigre.

   « I used to have bad headaches. They used brown paper, I don't know why brown paper. »

3. Se frotter le front ou les tempes avec du Vicks.

4. Prendre des aspirines. Les aspirines ont fait leur apparition assez tôt, certains en prenaient quand ils étaient enfants.

   « Pis pour les migraines dans la tête, y'avait des aspirines dans c'temps-là. Y'a tout l'temps eu des aspirines aux Îles… »

Marine

Les hommes et les femmes dont les pères étaient pêcheurs se rappellent la marine. Devant mon air ahuri, ils m'expliquent : une infection aux mains, aux bras, un empoisonnement du sang dû à une blessure infligée à la pêche ou à la chasse au phoque. Selon Willie Lebel, célèbre chasseur madelinot, l'huile de loups-marins qui entrait en contact avec le sang des hommes était la cause de l'infection. *« Mais c'était avec les vieux loups-marins, quand on travaillait avec les plus vieux phoques... »* Contre ce mal, un seul remède m'est rapporté. Le goémon.

1. S'envelopper le membre empoisonné dans le goémon.

Or, il poursuit : *« Plusieurs ont perdu des bouts d'doigts rongés par ça. »*

Méd'cine ou purification

Lors de ma première entrevue, on m'a parlé de *sel à méd'cine*. En fait, ce n'est qu'à ma troisième ou quatrième rencontre que j'ai pu comprendre ce qu'était une *méd'cine*, ou se *faire une méd'cine*. Il s'agissait de se purger, par l'ingestion d'une substance laxative prise tôt le matin et qui allait, par son effet, nettoyer, ou purifier le corps. Parfois, il fallait répéter la pratique pendant neuf jours, c'était les *neuvaines*. D'autres substances avaient des effets moins radicaux, et visaient plutôt à « *purifier le sang* ».

> « *Y'appelaient ça des purges, pour nettoyer. Neuf jours m'semble, j'pourrais pas gager, mais i'nous nettoyaient un petit boute. Peut-être qu'on n'en aurait pas eu besoin, mais tout l'monde y passait à chaque saison.* »

Au dire de nos aînés, il s'agissait d'une pratique de prévention somme toute assez commune, annuelle, biannuelle, ou saisonnière. La substance utilisée variait d'une famille à l'autre.

1. Prendre de l'huile de castor, préférablement mélangée avec du jus d'orange ou de la confiture.

   > « *Oui, ils méd'cinaient les enfants avec ça. C'était méchant alors ils mettaient ça dans du jus d'orange pour qu'ils puissent le prendre. Un nettoyage. Avec du jus, on prenait une orange. Ah, fallait qu'ils mettent de quoi d'dans sinon on l'aurait pas pris. C'était en prévention, à l'automne.* »

2. Prendre un verre d'eau mélangée à du *sel à méd'cine*, le sel d'Epsom. D'autres prenaient du sel de table, et une seule personne a mentionné l'eau de mer, celle du ressac.

   > « *Moi, c'était le sel à table, mélangé avec de l'eau, et il fallait qu'on boive ça. C'était épais comme de la pâte.* »

3. Prendre une cuillerée de soufre mélangée à de la mélasse, ou laissée à tremper dans de l'eau.

   > « *J'me rappelle, dans l'automne, c'était des vraies neuvaines. Neuvaines de soufre, du vrai. Y'avait trois affaires, des neuvaines, pour les intestins, pour le sang [...]. On n'était jamais malades. Nos neuvaines, c'était nos neuvaines. Le soufre, il fallait qu'ils l'laissent à tremper. Ils disaient l'éteindre. Ils l'mettaient à tremper et après il fallait l'prendre dans du jus. C'était pas mauvais. Toute la famille prenait ça.* »

4. Prendre une infusion de séné, plus doux que le sel pour les enfants. Les feuilles étaient achetées au magasin.

5. Prendre une cuillerée de graines de lin, plusieurs fois par jour.

6. Mélanger de la paraffine à de la mélasse et en prendre quelques cuillerées.

   « *Ma mère nous faisait prendre d'la paraffine. Dans d'la mélasse. Celle pour les p'tites veilleuses… pas d'la gazoline, c'était moins prime. On en a pris. Pas d'la tourmentine. Ça c'était pour les vers.* »

7. Prendre des cuillerées de kérosène chaud, mélangé à de la mélasse.

   « *Heat kerosene and molasses and take a spoon everyday to cleanse the blood!* »

8. Pour la purification du sang, prendre du jus de salsepareille, c'est-à-dire faire tremper les baies dans l'eau, y rajouter du sucre et *couler*.

   « *La chassepareille, ça par exemple on cueillait ça. On faisait une neuvaine avec elle.* »

9. Prendre des infusions de tanaisie.

Refroidissements

Pour les pieds et les mains gelés, ou quand ils avaient pris froid, les Madelinots avaient leurs petits trucs.

1. Pour les pieds froids, mettre du poivre de Cayenne dans les bas.

2. Mettre les membres refroidis dans la neige ou sous l'eau froide, pour enlever la douleur.

3. Uriner sur les membres gelés.

   « *Anciennement, quelqu'un qui gelait les mains, i's'pissait su'les mains. Son propre urine.* »

4. Délayer du gingembre en poudre dans un verre d'eau.

   « *Pour un refroidissement, prendre un p'tit coup de gingembre. Du gingembre délayé avec de l'eau.* »

5. Prendre du gin.

   « *Y'en a qui prenaient un petit coup de gin, ça réchauffe.* »

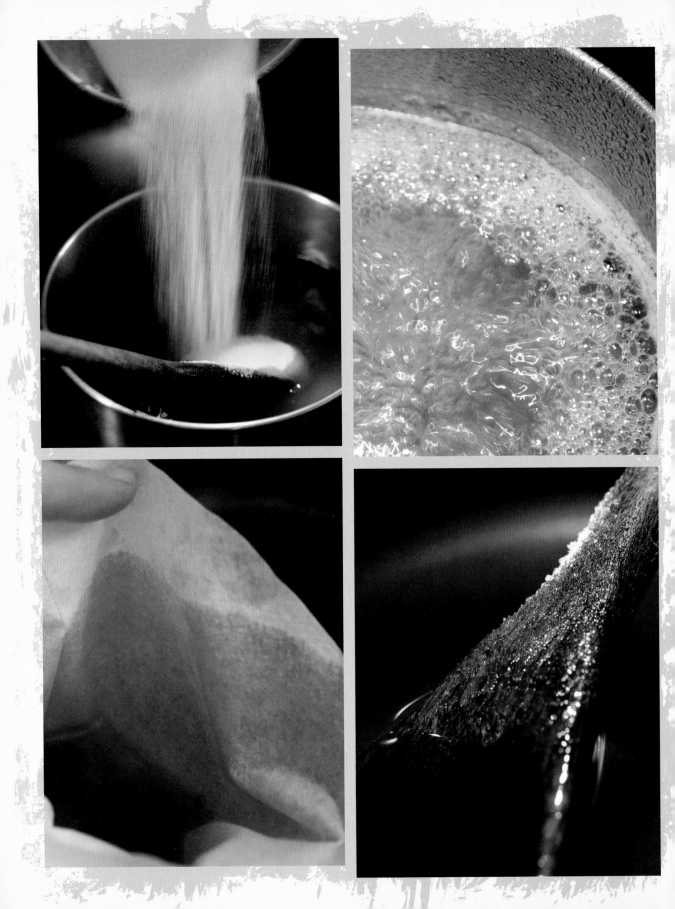

Les sirops maison

Petits pots Mason offerts aux enfants, aux voisins, aux amis, les sirops maison sont encore bien présents dans les frigos de plusieurs Madelinots. Sirop à la bière, sirop de grand thé, tous semblent être préférés aux sirops commerciaux. On a laissé tomber les bandeaux de patates, on a préféré les comprimés aux oignons sous les pieds, mais pour plus d'une raison, médicale ou de goût, les sirops sont toujours utilisés. « *Moi j'fais plus confiance à ça que l'sirop qu'on fait dans les pharmacies. Parce que... j'sais pas. Ça vient des personnes âgées, ma mère en faisait tout l'temps.* »

Les recettes encore une fois peuvent varier. Nous avons retranscrit les plus précises, en indiquant les quantités quand elles nous ont été données.

Sirop à la bière

Le sirop à la bière est bien connu de tous, peut-être grâce aux Fermières qui l'ont inclus dans leur livre de recettes[20].

- 1 bouteille de bière (peu importe la marque)
- ¾ de tasse de miel
- 1 bouteille d'essence de menthe
- 1 tasse de sucre (plusieurs disent 2!)

1. Rajouter du brandy, selon Mme Marie-Louise, du cognac, selon Mme Julia.
2. Faire bouillir de 5 à 7 minutes environ à feu doux, et mettre dans une bouteille au réfrigérateur.

« *Astheure le sirop à la bière, ça j'ai la recette. Tu fais cuire ça, quand ça bouille, tu mets ça dans un gros chaudron parce que ça monte, c'est la bière qui fait ça. Quand ça monte, tu l'laisses un p'tit peu, mais tu surveilles, tu t'en vas pas dans la maison. Tu mets ça dans des bouteilles, tu mets ça au frigidaire, pis quand t'as envie de tousser, tu prends du sirop à la bière. Pis tu peux le goûter à part de ça. C'est pas méchant du tout.* »

« *J'ai appelé ma sœur et j'lui ai dit, parce que j'peux pas prendre des médicaments d'la pharmacie à cause de mon cœur, j'ai dit à ma sœur : "Tu d'vrais m'faire mon sirop au miel [à la bière]." Moi aux enfants j'ai toujours fait ça.* »

Sirop de grand thé

Le grand thé, ou thé du Labrador, pouvait être bu en tisane, mais il était plus fréquent qu'on en fasse un sirop.

> « Est-ce que vous vous souvenez de votre recette de sirop de grand thé?
> – Moi, c'est la mère de mon mari. Sa recette, c'est faire bouillir ton grand thé, l'échauder, une quinzaine de minutes, et après ça tu fais bouillir ça. Et quand ça d'vient noèr, ben foncé, là tu coules ça. Avec du sucre, moi dans un moyen chaudron, je mettais cinq livres de sucre. Et une bouteille d'essence de papermane. J'faisais bouillir ça deux heures certain. J'faisais ça épais. La dernière fois j'en ai fait 40 pots! J'ai plein de p'tits-enfants! Chacun a eu sa part. »

1. Dans un chaudron, mettre les feuilles et les tiges de grand thé (un plein sac d'épicerie) nettoyées et recouvrir d'eau. Faire bouillir jusqu'à ce que l'eau soit foncée (15 minutes environ), vider l'eau et remplir le chaudron à nouveau. Porter à ébullition. Ajouter le sucre (une tasse de sucre pour une tasse d'eau) et l'essence de menthe au goût. Laisser réduire jusqu'à la consistance désirée.

> « L'an passé, un gars qu'on connaît bien est arrivé ici et il avait un mauvais rhume. J'ai dit :
> " C'est quoi l'rhume que t'as là? Tiens pars avec ça." Ben deux jours après, il a dit : "C'est ça qui m'a guéri." »

Mme Julia, qui avait déjà partagé avec nous maintes recettes et petits trucs, nous invitait à revenir la voir pour nous donner sa recette de sirop de grand thé. Elle devait d'abord vérifier avec son fils et sa bru, qui l'avaient notée quelque part. Voici les indications reçues :

- 4 cuillerées à soupe de glycérine
- 4 cuillerées à soupe de citron
- 4 cuillerées à soupe de cognac
- 4 cuillerées à soupe de miel

2. Faire bouillir le tout.

> « Mais y'a pas de grand thé!?
> – Ben non, mais c'est ça la recette. »

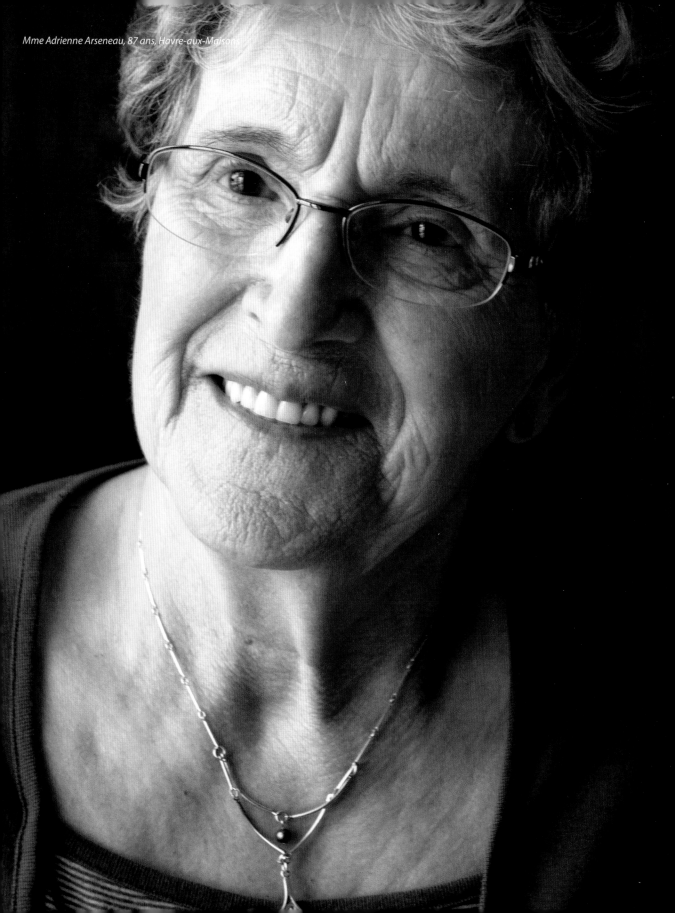

Mme Adrienne Arseneau, 87 ans, Havre-aux-Maisons

Sirop d'herbe jaune (savoyane)

« Y'avait une herbe, on l'appelait l'herbe jaune, en d'ssous d'la terre, des grandes tiges jaunes, et c'est très bon pour faire du sirop pour le rhume. C'est aussi fort que la teinture d'iode. »

Pour les rhumes, les bronchites, les grosses grippes...

- 4 tasses d'eau
- 4 tasses de sucre
- Une pleine poignée de racines de savoyane

1. Faire bouillir l'eau et les racines pendant une trentaine de minutes, ou jusqu'à l'obtention d'une couleur ambrée (eau jaune foncé).
2. Filtrer dans un coton à fromage.
3. Faire bouillir le liquide avec le sucre, pendant 20 minutes ou jusqu'à une consistance épaisse.

Sirop de navet

1. Couper un navet, ou un chou-rave, en deux, et creuser un trou à l'intérieur à l'aide d'un couteau. Mettre du sucre dans la cavité, refermer (en déposant la moitié supérieure sur la partie inférieure) et laisser reposer quelques heures. Prendre une cuillerée du sirop au besoin. Se conserve pendant une dizaine de jours.

Recommandé pour la toux, la grippe, le rhume.

« Quand on a la grippe, le rhume, papa i'mettait, i'prenait un navet assez gros. Il ouvrait ça pareil comme si c'était un couvert, il râpait le d'dans un peu, il mettait du sucre là d'dans, et il refermait ça. Il laissait ça fermenter, et ça dev'nait du sirop. C'était bon. »

Sirop à l'oignon

« Moi j'me rappelle pas d'toute de quand j'tais jeune. Mais les sirops à l'oignon, j'faisais ça. Tu prenais un oignon et tu l'éplumais. Tu mettais de l'eau dedans et du sucre.
– À bouillir ?
– Oui, tu faisais bouillir ça, avec du sucre, tu prenais l'eau, pis avec un peu d'essence de papermane dedans. »

Le sirop à l'oignon se faisait principalement de deux façons, soit bouilli, soit laissé à tremper dans un peu d'eau avec du sucre.

1. Faire bouillir un oignon, coupé ou entier, dans une tasse d'eau, et rajouter une tasse de sucre. Ajouter quelques gouttes d'essence de menthe.

    « *Pis quand y'en a qui v'naient enrhumés là, maman elle, elle prenait un oignon assez gros là, elle le mettait dans une pinte là; elle mettait une tasse de sucre, une tasse d'eau pis l'oignon; elle faisait bouillir ça, une tasse là, pis ça c'était comme un sirop.* »

2. Couper l'oignon en tranches et saupoudrer de sucre. Ajouter une cuillerée à thé d'eau et laisser reposer de trois à quatre heures. Prendre au besoin. Peut être laissé sur le comptoir.

Sirop de sapin (ou d'épinette)

Parfois, la gomme de sapin était prise directement de l'arbre, ses gouttes étant mélangées à du sucre ou à de la mélasse pour en faire une sorte de sirop. C'est ce que nous décrit une dame de Grosse-Île. D'autres mettaient la résine dans l'eau et y mélangeaient le sucre. « *Ça venait épais, tu prenais une cuillère et tu étirais ça…* »

Par contre, on voyait aussi des sirops de sapin, des décoctions d'écorces qu'on épaississait en faisant bouillir avec du sucre. M. Albin nous précise qu'il s'agissait du petit sapin blanc, dont on prenait les branches. Or, étant donné que le sapin baumier est le seul sapin se trouvant dans l'archipel, il est difficile de savoir si on fait ici référence aux jeunes pousses du sapin baumier ou à celles de l'épinette blanche. Chacune de ces espèces pouvait être utilisée pour ses propriétés antiseptiques et anti-infectieuses.

Sirop au citron

Un sirop pour la voix qui nous vient indirectement des Fermières :

- 6 cuillerées à soupe de glycérine liquide
- 6 cuillerées à soupe de jus de citron
- 6 cuillerées à soupe de crème 15 %
- 6 cuillerées à soupe de miel
- 4 cuillerées à soupe de brandy

1. Faire bouillir le tout.

Et pour le rhume :

- 1 gros oignon
- 3 cuillerées à soupe de miel
- Le jus d'un citron
- 1 ½ once de gin

Sirop de graines de lin

1. Mettre des graines de lin dans l'eau et faire bouillir. Rajouter du sucre.

   « La grippe, moi j'me souviens tu faisais du sirop de graines de lin. Mon doux, papa en a-ti fait, des graines de lin avec du sucre, tu faisais bouillir ça. Moi j'aimais pas ça, parce que ça faisait tout gluant, c'était pas bon. J'aimais pas ça pis des fois i'nous forçait à en prendre, mon Dieu! »

Sirop de betterave

1. Faire bouillir des betteraves et en récupérer l'eau. Ajouter du sucre et faire réduire. Cette même recette pouvait être faite avec des carottes.

   « Mais y'avait une vieille madame, elle faisait du sirop de betterave. Les enfants aimaient ça. Sucre, eau de betterave, et faire bouillir longtemps. J'sais pas les quantités. C'est vraiment des bettes que tu fais cuire avec du sucre. »

1 Andrew Chevalier, *Encyclopédie des plantes médicinales*, Sélection du Reader's Digest, 1996.

2 1) John K. Crellin, *Home Medicine: The Newfoundland Experience*, McGill-Queen's University Press, 1994. 2) « The Composition of Certain Secret Remedies. III. Kidney Medicines », *The British Medical Journal*, vol. 2, n° 2397, 8 déc. 1906, p. 1645-1647. En ligne au http://www.ncbi.nlm.nih.gov/pmc/articles/PMC2382635/pdf/brmedj08094-0031.pdf.

3 Andrew Chevalier, *Encyclopédie des plantes médicinales*, Sélection du Reader's Digest, 1996.

4 Source consultée le 20 février 2012 : http://www.passeportsante.net/fr/Solutions/PlantesSupplements/Fiche.aspx?doc=gomme_pin_ps.

5 Marielle Cormier-Boudreau, *Médecine traditionnelle en Acadie*, Éditions d'Acadie, 1992.

6 Ce que les Madelinots appelaient le laurier est en fait le myrique de Pennsylvanie, dont les feuilles, aromatiques, remplacent celles du laurier pour parfumer les plats mijotés.

7 Andrew Chevalier, *Encyclopédie des plantes médicinales*, Sélection du Reader's Digest, 1996.

8 *Ibid.*

9 Jean Johnstone McLean, document familial, L'Île-d'Entrée.

10 Source consultée le 1er février 2012 : http://podiatrequebec.com/pathologies.htm#fascite.

11 Jean Johnstone McLean, document familial, L'Île-d'Entrée.

12 Andrew Chevalier, *Encyclopédie des plantes médicinales*, Sélection du Reader's Digest, 1996.

13 Source consultée le 16 février 2012 : http://fr.wikipedia.org/wiki/Dartre.

14 Durand Nolett Michel, Plantes du soleil levant Waban Aki. Recettes ancestrales de plantes médicinales, 2008.

15 Andrew Chevalier, *Encyclopédie des plantes médicinales*, Sélection du Reader's Digest, 1996.

16 *Ibid.*

17 Source consultée le 10 novembre 2011 : http://fr.wikipedia.org/wiki/Brai.

18 Fleurbec, *Plantes sauvages des villes, des champs et en bordure des chemins*, Fleurbec, 1983.

19 1) Équipe Héritage d'herbages, *"Es-tu bâdré de tes vivres?" : médecine traditionnelle en Acadie*, Centre d'études acadiennes, Université de Moncton, 1979, collection Folklore acadien, vol. 1. 2) Marielle Cormier-Boudreau, *Médecine traditionnelle en Acadie*, Éditions d'Acadie, 1992.

20 Cercle de Fermières de Lavernière, Fédération 21, *Les trouvailles de chez nous… aux Îles-de-la-Madeleine*, 2004.

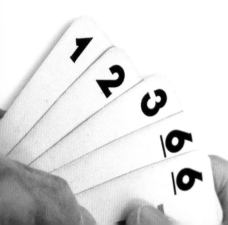

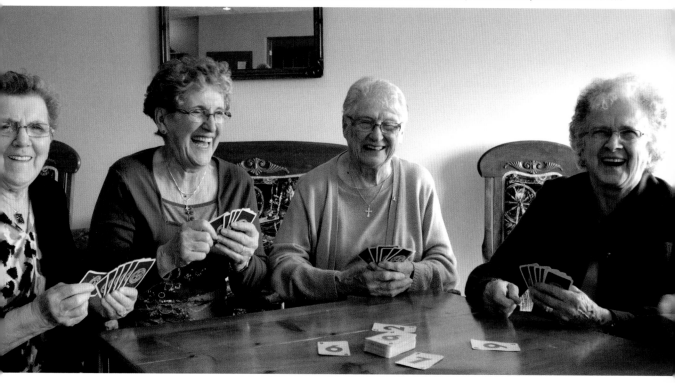

Conclusion

Notre idée première était de sauvegarder une parcelle de patrimoine, un pan de notre histoire insulaire. Notre intérêt pour les anciennes pratiques visait à mieux comprendre la façon avec laquelle les soins de santé avaient été prodigués, plutôt qu'il n'était motivé par le désir d'offrir de nouveaux remèdes aux lecteurs de ces pages. Ouvrir une fenêtre sur la santé dans son sens le plus large, à travers le regard de ceux qui portent la richesse et la sagesse de l'expérience, telle était notre ambition.

Nos aînés sont porteurs d'un savoir, dont la transmission a été partiellement freinée, parfois interrompue, mais qui a laissé place à un itinéraire varié, pluriel, dans l'univers des soins. En présence de cas graves, l'expertise médicale arrivait autrefois en fin de parcours. Ce recours s'est considérablement rapproché avec le temps, la sphère médicale ayant pris une plus grande place dans la responsabilité des soins. Dans les cas les moins graves, tout semble se confondre. Les univers domestique et extra-domestique se croisent, interagissent, cohabitent, s'influencent, donnant l'occasion au métissage de se faire. Entre *passeurs de verrures* et azote liquide, entre sirops maison et marques commerciales, entre cortisone et feuilles de chou... nous pensions trouver des systèmes de soins face à face. Nous les voyons côte à côte. Nous avons trouvé une génération de transition qui, malgré une foule de pratiques délaissées, retourne encore vers quelques vieilles recettes conservées. Nous avons vu un déplacement des responsabilités, leur transfert du cocon familial et de la communauté vers un État qui se charge progressivement de la santé de ses populations.

De l'aube de la naissance aux après de la vie, les familles ont peu à peu laissé aller les tâches et rituels qui étaient associés à ces passages. Un soulagement pour les uns, une exagération pour les autres, un constat pour tous.

L'idée première était de sauvegarder un patrimoine, mais aussi d'en valoriser les porteurs, d'où l'importance de recueillir ces choix d'*en premier* (ou ces non-choix comme l'ont dit certains) et de comprendre les contextes dans lesquels ils étaient effectués. Cette entreprise rend toute leur intelligence et leur débrouillardise à nos aînés et, à la fois, embrasse les efforts acharnés de ceux qui font de la médecine officielle une science savante. Nous avons été témoins de la gratitude des aînés, non pas inconditionnelle mais lucide, puisque dans leurs expériences personnelles, leurs contentements, leurs déceptions, ils continuent à rechercher ce qui est le mieux pour eux, pour leurs proches. La santé, c'est être bien, dans son état final, mais aussi dans tout le parcours emprunté pour l'atteindre.

L'univers des soins est large, pluriel et diversifié, du domestique profane, surnaturel ou spirituel aux traitements chimiques ou spécialisés. Et toujours, dans chacun des choix, on cherche le *care*, la main réconfortante pour l'être humain dans son ensemble. L'expérience des gens âgés est inestimable, ne serait-ce que pour réapprendre à reconnaître la nature, celle qui nous entoure mais aussi la nôtre. L'ampleur de cette réappropriation demeure personnelle, propre à chacun, mais qui sait si elle ne devrait pas aussi constituer un élément de réflexion pour toute une société? À la lumière de cet ouvrage, nous le croyons.

Index des maux

Index des plantes

Index des aliments

Index des produits

Les participants et leur lieu d'origine

Bassin

Marguerite Bourgeois
Cécile Chevrier
Germaine Chevrier
Gertrude Hébert
Hélier Landry
Marie-Marthe Lapierre
Yolande Lapierre
Willie Lebel
Marie Leblanc
Ursule Leblanc
Albert Renaud
Julia Solomon
Azade Thorne
Marie-Jeanne Turbide

Cap-aux-Meules et Fatima

Marie-Louise Bénard
Claudette Boudreau
Léo Chevarie
Marie-May Cyr
Marie-Thérèse Cyr
Jérôme Déraspe
Clarida Harvey
Albéric Leblanc
Albin Leblanc
Annie-May Leblanc
Évangeline Leblanc
Laurette Leblanc
Jérôme Miousse
Éveline Noël
Hilda Noël
Lauretta Noël
Bella Richard
Evelyne Richard
Stéphanie Richard

Grande-Entrée

Léger Bénard
Yvette Bénard
Rose-Aimée Boudreau

Grande-Entrée (suite)

Camile Cyr
Élisa Déraspe
Arthur Doyle
Elizabeth Doyle
Elphège Éloquin
Laurette Langford
Marie-Marthe Obey
Adèle Richard
Lomer Richard

Grosse-Île

Alma Clarke
Robina Goodwin

Havre-Aubert

Françoise Arseneau
Lucie Boudreau
Marie Cormier
Jacqueline Gallant
Hector Hébert
Cécile Huet
Germaine Jomphe
Marie-Marthe Reid
Margueritte Reid

Havre-aux-Maisons et Pointe-aux-Loups

Alexandre Arseneau
Alma Arseneau
Marie-Anna Arseneau
Lucie Arseneau
Adrienne Arseneau
Thérèse Arseneau
Virginie Arseneau
Jeanne Bénard
Aglaée Bertin
Julienne Bertin
Madeleine Bertin
Édith Bourgeois
Antoinette D'Amours
Germaine Hubert

Havre-aux-Maisons et Pointe-aux-Loups (suite)

Martha Loiseau
Claude Lussier
Bernadette Poirier
Yvette Renaud
Marie-Anna Richard
Blanche Thériault
Amédé Turbide
Alexandrine Turbide

L'Étang-du-Nord

Anita Arseneau
Lydia Arseneau
Jeanne-d'Arc Boudreau
Aurélie Cyr
Émilie Cyr
Jeffrey Cyr
Évangéline Deveau
John Fred Forest
Marie-Louise Molaison
Jeanette Poirier
Hélène Soucis
Dorilda Thorne
Hilda Vigneau

L'Île-d'Entrée

Leonard Dickson
Ada Welsh
Edna Welsh
Nancy Welsh
Sherry Welsh

La *grand-terre*

Jones Blais
Marie-Micheline Boucher
Florence Gallant
Kathleen Poirier

Glossaire

Plusieurs de ces définitions proviennent du *Dictionnaire des régionalismes des îles de la Madeleine* de Chantal Naud, édité par Québec Amérique.

Attique : Étage supérieur de la maison, utilisé comme remise ou espace de rangement. Grenier.

Anisette : Sucrette, chiogène hispide; petite plante à longs rameaux rampants, aux feuilles minuscules et dont le petit fruit blanc a la même saveur que celui de la gaulthérie couchée, ou *pomme de terre*.

Baume : Menthe sauvage employée surtout sous forme d'infusion.

Boëtte : Appât, produit utilisé par le pêcheur pour attirer les poissons, les crustacés.

Bouquet blanc : Immortelle, ou anaphale marguerite.

Brai : Résidu pâteux obtenu par la distillation de certains goudrons. Désigne un produit imperméable appliqué sur une embarcation ou sur d'autres objets auxquels on veut assurer une certaine étanchéité.

Chassepareille : Salsepareille.

Couler : Faire passer un mélange d'herbes et d'eau bouillante à travers un filtre pour n'en garder que le liquide. Filtrer.

Dabier : Sorte de pince dont les gens se servaient pour arracher les dents.

Décoction : Consiste à faire bouillir dans de l'eau les plantes séchées ou fraîches, préalablement coupées en petits morceaux. Peut être consommée chaude ou froide.

En dehors : Hors de l'archipel des îles de la Madeleine.

En premier : Fait référence à un temps ancien.

Ensevelir : Enterrer les morts.

Fiel : Bile.

Hâler : Tirer, remorquer, amener au moyen d'un lien, d'une amarre.

Herbe jaune : Nom donné à la savoyane, d'après la couleur de ses racines.

Huile de castor : Nom populaire de l'huile de ricin.

Infusion : Eau bouillie dans laquelle on laisse macérer une ou des plantes, fraîches ou séchées, de 5 à 10 minutes.

Grand thé : Thé du Labrador, lédon du Groenland.

Machine : Mot passe-partout qui désigne ce qu'on ne veut ou ne peut pas nommer précisément.

Mauvais mal : Cancer.

Méd'cine : Purgatif.

Neuvaine : Pratique selon laquelle un remède était pris pendant neuf jours consécutifs.

Pantry : Lieu où l'on conserve les aliments.

Pâte à dents : Dentifrice.

Pomme de terre : Gaulthérie couchée, thé des bois; plante des bois de conifères dont les fruits sont écarlates et aromatiques.

Queue de renard : Prêle des champs.

Soda à pâte : Bicarbonate de soude.

Sel à méd'cine : Sel d'Epsom.

Sel d'Epsom : Sel très différent du sel de mer ou du sel de table, composé essentiellement de sulfate de magnésium.

Se méd'ciner : Prendre un purgatif, en prévention ou comme vermifuge.

Sucrette : Anisette, chiogène hispide; petite plante à longs rameaux rampants, aux feuilles minuscules et dont le petit fruit blanc a la même saveur que celui de la gaulthérie couchée, ou pomme de terre.

Tanesie : Tanaisie vulgaire; plante odorante à fleurs jaunes poussant au bord des chemins et des talus. Ce nom féminin est généralement employé au masculin aux Îles-de-la-Madeleine.

Trassailler : Se faire une entorse ou une foulure.

Trassillure : Entorse ou foulure.

Tricoler : Tituber, chanceler.

Table des matières

À lire et savourer
aux éditions la Morue verte

VOYAGE AU GOÛT DU MONDE

Une aventure gastronomique en 52 semaines, 52 îles et 52 recettes.
Auteur et photographe : Gil Thériault.

LE LIVRE GOURMAND DES ÎLES DE LA MADELEINE

Découvertes du terroir et recettes originales.
Auteurs : Olivier Clément, Marie-Christine Rhéaume et Dominique Rhéaume
Photographe : Emmanuelle Roberge

ARCHIPEL

Le jeu des Îles-de-la-Madeleine.
Concepteurs : Jocelyn Boisvert et Marianne Papillon

BEAUSIR LES MOTS

Art-abécédaire du français parlé des Îles-de-la-Madeleine.
Une réalisation d'AdMare – Centre d'artistes en art actuel des Îles-de-la-Madeleine

ICI LE ROCHER-AUX-OISEAUX

« On aura beau éteindre les phares un à un – satellite oblige –,
ils raconteront toujours des histoires ».
Auteur : Georges Langford
Illustratrice : Marianne Papillon

LES PIEDS DANS L'EAU, LES ORTEILS DANS LE SABLE

À la découverte de la mer, des dunes et des plages des Îles de la Madeleine.
Une réalisation d'Attention FragÎles

UNE LETTRE DANS LA TEMPÊTE

L'incroyable aventure du ponchon!
8 à 10 ans
Auteure : Cécile Gagnon
Illustrateurs : Fil et Julie

Les éditions la Morue verte, comme un poisson dans les mots
(418) 986-1366 | www.lamorueverte.ca | info@lamorueverte.ca

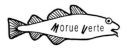